Elizabeth Madathil
Akash Raj Sharma
Aishwarya Kulkarni

Fibrina rica em plaquetas injetável: uma abordagem biológica

Elizabeth Madathil
Akash Raj Sharma
Aishwarya Kulkarni

Fibrina rica em plaquetas injetável: uma abordagem biológica

Terapia de fibrina rica em plaquetas injetável

ScienciaScripts

Imprint

Cover image: www.ingimage.com

This book is a translation from the original published under ISBN 978-3-659-54742-3.

Publisher:
Sciencia Scripts
is a trademark of
Dodo Books Indian Ocean Ltd. and OmniScriptum S.R.L publishing group

120 High Road, East Finchley, London, N2 9ED, United Kingdom
Str. Armeneasca 28/1, office 1, Chisinau MD-2012, Republic of Moldova, Europe
Printed at: see last page
ISBN: 978-620-8-34819-9

PREFÁCIO

Ao longo das últimas décadas, a medicina regenerativa tem assumido um papel central na procura de abordagens inovadoras, eficazes e centradas no doente para a cura. Como clínicos e investigadores, procuramos continuamente formas de melhorar a reparação dos tecidos, acelerar a recuperação e restaurar a função - minimizando os efeitos secundários e promovendo os processos naturais. A fibrina rica em plaquetas injetável (i-PRF) surge como uma ferramenta biológica promissora que se alinha perfeitamente com estes objectivos, oferecendo uma nova forma de complementar e apoiar as capacidades de cura inatas do corpo.

Este livro, *"Injectable Platelet-Rich Fibrin: A Biological Approach to Supplement Tissue Healing, "* (Fibrina rica em plaquetas injetável: uma abordagem biológica para complementar a cicatrização de tecidos) tem como objetivo fornecer uma exploração abrangente da ciência, das aplicações clínicas e do potencial futuro da i-PRF. Ao contrário dos seus antecessores, como o Plasma Rico em Plaquetas (PRP), o i-PRF introduz um suporte de matriz de fibrina, permitindo a libertação prolongada de factores de crescimento, aumentando a migração celular e facilitando a regeneração natural dos tecidos ao longo do tempo. A sua natureza minimamente invasiva e a sua fonte autóloga proporcionam benefícios adicionais, tornando-o uma opção altamente versátil em vários campos, incluindo a medicina dentária, a ortopedia, a dermatologia e o tratamento de feridas.

O conteúdo está cuidadosamente dividido em secções para orientar tanto os principiantes como os profissionais experientes através dos fundamentos teóricos, protocolos de preparação e aplicações clínicas da i-PRF. Também aprofundamos a investigação emergente, os desafios e as potenciais vias para futuras inovações na terapia regenerativa. Este livro não serve apenas como um guia prático para clínicos, mas também procura fomentar a curiosidade e inspirar mais investigação entre estudantes, investigadores e profissionais interessados no campo em rápida expansão da terapêutica biológica.

A inspiração por detrás deste trabalho reside na crença de que a verdadeira cura não se trata apenas de reparação - trata-se de regeneração. Através da combinação meticulosa da ciência e da prática, este livro pretende demonstrar que, com ferramentas como o i-PRF, o futuro da cicatrização de tecidos não é apenas reativo, mas profundamente proactivo.

Esperamos que os leitores considerem este livro perspicaz, cativante e aplicável na prática às suas práticas clínicas. Que sirva de catalisador para explorar novas fronteiras na cura biológica e na medicina regenerativa, beneficiando, em última análise, os doentes e melhorando os resultados nos cuidados de saúde.

Dra. Elizabeth Madathil

Índice

ABREVIATURAS

Abbreviation	Expansion
AFG	Autologous Fibrin Glue
PRP	Platelet Rich Plasma
PRF	Platelet Rich Fibrin
I-PRF	Injectable Platelet Rich Fibrin
A-PRF	Advanced Platelet Rich Fibrin
GF	Growth Factors
CGF	Concentrated Growth Factors
VEGF	Vascular Endothelial Growth Factor
PDGF	Platelet-Derived Growth Factor
TGF-β	Transforming Growth Factor-B
EGF	Epidermal Growth Factor
IGF-I	Insulin-Like Growth Factor
HGF	Hepatocyte Growth Factor
IL	Interleukin
RCF	Relative Centrifugal Force
RPM	Revolutions Per Minute

Capítulo 1: INTRODUÇÃO

Uma ferida é definida como um dano ou perturbação da estrutura e função anatómica normal (1). A cicatrização de uma ferida é um processo complexo que requer os esforços de colaboração de muitos tecidos e linhagens celulares diferentes (2). É um processo regido por fases sequenciais mas sobrepostas, incluindo a fase de hemostase/inflamação, a fase de proliferação e a fase de remodelação(3). Imediatamente após uma lesão, inicia-se a fase hemostática, em que o subendotélio exposto, o colagénio e o fator tecidular activam a agregação plaquetária, o que resulta na degranulação e libertação de factores quimiotácticos (quimiocinas) e factores de crescimento (GFs) para formar o coágulo, e os procedimentos atingirão uma hemostase bem sucedida(4). Segue-se a fase proliferativa, que se caracteriza por uma acumulação de muitas células, como fibroblastos, queratinócitos e células endoteliais, e um tecido conjuntivo abundante. Simultaneamente, a matriz extracelular (ECM), que inclui proteoglicanos, ácido hialurónico, colagénio e elastina, forma um tecido de granulação para substituir a formação original do coágulo(5). O último passo da cicatrização de feridas é a fase de remodelação, que necessita de um equilíbrio exato entre a apoptose das células existentes e a produção de novas células(6). Os mecanismos subjacentes que ocorrem no processo de cicatrização de feridas envolvem mediadores inflamatórios e factores de crescimento; interações célula-célula e célula-matriz extracelular que regem a proliferação, migração e diferenciação celular; eventos envolvidos na epitelização, fibroplasia e angiogénese; contração da ferida; e remodelação. Estes mecanismos são iniciados no momento da lesão física e prosseguem continuamente ao longo do processo de reparação(1).

Apesar do facto de os processos de reparação começarem imediatamente após uma lesão, o tempo de cicatrização das feridas pode ser diverso e algumas feridas podem demorar até um ano ou mais a cicatrizar completamente. Uma ferida completamente cicatrizada é definida como uma ferida que recuperou a estrutura anatómica, a função e o aspeto normais do tecido num período de tempo razoável. A maioria das feridas resulta normalmente de lesões simples; contudo, algumas feridas não cicatrizam de forma atempada e ordenada. Múltiplos factores sistémicos e locais podem retardar o curso da cicatrização de feridas, causando perturbações nos processos de reparação finamente equilibrados(1).

As feridas podem ser classificadas de acordo com vários critérios. O tempo é um fator importante na gestão de lesões e na reparação de feridas. Assim, as feridas podem ser classificadas clinicamente como agudas e crónicas de acordo com o período de tempo de cicatrização. As feridas que se reparam a si próprias e que prosseguem normalmente, seguindo uma via de cicatrização atempada e ordenada, com o resultado final de restauração funcional e anatómica, são classificadas como feridas agudas. O tempo de cicatrização varia normalmente entre 5 e 10 dias, ou dentro de 30 dias. As feridas agudas podem ser adquiridas como resultado de uma perda traumática de tecido ou de um procedimento cirúrgico. As feridas crónicas, por outro lado, são aquelas que não progridem através das fases normais de cicatrização e não podem ser reparadas de forma ordenada e atempada. O processo de cicatrização é incompleto e perturbado por vários factores, que prolongam uma ou mais etapas nas fases de hemostase, inflamação, proliferação ou remodelação(1).

Assim, a cicatrização é uma etapa crucial para determinar o êxito ou o fracasso de qualquer tratamento e é regida por uma variedade de factores. Após cada intervenção, os cirurgiões podem deparar-se com fenómenos complexos de remodelação dos tecidos e com as consequências para a cicatrização e a sobrevivência dos tecidos. Como solução para o problema em questão, foi efectuada uma investigação aprofundada, que resultou em ciências regenerativas que propuseram um conceito de concentrados de plaquetas, que melhora a cicatrização de feridas. As células envolvidas na cicatrização de feridas incluem células epiteliais, osteoblastos, fibroblastos e os sinais que são libertados pelas plaquetas no coágulo sanguíneo, incluindo várias citocinas e factores de crescimento(7). É sabido que as plaquetas desempenham um papel importante nos processos de hemostase e de cicatrização de feridas. O potencial regenerativo das plaquetas foi introduzido nos anos 70, quando se observou que estas contêm factores de crescimento responsáveis pelo aumento da produção de colagénio, mitose celular, crescimento dos vasos sanguíneos, recrutamento de outras células que migram para o local da lesão e indução da diferenciação celular(8). Para regular a inflamação e aumentar a velocidade de cicatrização, foram desenvolvidos concentrados de plaquetas, que por sua vez libertavam aditivos cirúrgicos bioactivos(7).

Os concentrados de plaquetas são uma suspensão concentrada de factores de crescimento presentes nas plaquetas, que actuam como aditivos cirúrgicos bioactivos que são aplicados localmente para induzir a cicatrização de feridas(9). A principal vantagem dos concentrados de plaquetas quando comparados com um coágulo de sangue natural é que os concentrados de plaquetas são mais homogéneos, estáveis e fáceis de manusear e colocar no local da ferida(10).

Os primeiros concentrados de plaquetas disponíveis que foram utilizados como aditivo cirúrgico foram os selantes de fibrina, também conhecidos como colas de fibrina. Ganharam popularidade e foram utilizados para vários procedimentos em medicina dentária, como o aumento do rebordo, o tratamento de defeitos intra-ósseos, a regeneração óssea para o tratamento de implantes, etc. Embora fosse amplamente utilizada, foi gradualmente abandonada, uma vez que as desvantagens superavam as vantagens. A investigação centrou-se então no desenvolvimento de um produto autólogo com elevadas concentrações de plaquetas, que pudesse proporcionar um sistema ideal de administração de factores de crescimento no local da lesão. Isto abriu caminho para o concentrado de plaquetas de primeira geração, conhecido como plasma rico em plaquetas (PRP).

O plasma rico em plaquetas (PRP) é um produto de sangue total autólogo que contém um grande número de plaquetas num pequeno volume de plasma com um conjunto completo de factores de coagulação, que se encontram em concentrações fisiológicas. A sua origem remonta a 40 anos atrás, quando os produtos derivados do sangue eram utilizados para selar feridas e estimular a cicatrização(11). Têm sido utilizados nas áreas da medicina dentária, ortopedia, oftalmologia, neurocirurgia, cirurgia maxilofacial, cirurgia da coluna vertebral, cirurgia cardiovascular, cirurgia plástica, cosmetologia e tratamento de feridas agudas e crónicas(12). No entanto, a desvantagem do PRP é que a utilização adicional de anticoagulantes inibe a cicatrização de feridas.

Para eliminar a utilização de anti-coagulantes, surgiu um protocolo de segunda geração conhecido como PRF (fibrina rica em plaquetas) ou PRF de Choukroun. A PRF tem uma mistura de plaquetas, glóbulos brancos, proteína morfogénica óssea (BMP), células estaminais e factores de crescimento. Embora a PRF conseguisse libertar-se do anticoagulante, era obtida sob a forma de membrana, o que tornava a manipulação do material fastidiosa, e algumas aplicações da PRP não podiam ser tratadas, o que deu origem a um conceito relativamente novo de centrifugação a baixa velocidade por Choukroun, que resultou numa formulação líquida de PRF, também designada PRF injetável ou I-PRF, que provou ser um forte concorrente da PRP nas suas aplicações.

O protocolo de centrifugação para PRF foi ainda alterado, introduzindo uma vasta gama de modificações de PRF, nomeadamente L-PRF, A-PRF, Ti-PRF, etc.

A introdução de concentrados de plaquetas no local da ferida demonstrou um aumento da cicatrização da ferida e resultados relativamente melhores a longo prazo, o que resultou na sua popularidade entre investigadores e clínicos. A forma injetável de PRF também demonstrou resultados promissores na cicatrização de feridas quando comparada com o PRP, o seu estado líquido, que pode ser injetado diretamente na área em questão, ou a capacidade de acondicionar o I-PRF no local da ferida depois de ter formado um gel, dão origem a uma infinidade de oportunidades e aplicações.

Nesta dissertação bibliográfica, são discutidos e explicados os protocolos, a composição, a caraterização, a libertação de factores de crescimento, a biocompatibilidade e as aplicações clínicas da fibrina rica em plaquetas injetável.

REFERÊNCIAS:

1. Velnar T, Bailey T, Smrkolj V. The Wound Healing Process: An Overview of the Cellular and Molecular Mechanisms (Uma visão geral dos mecanismos celulares e moleculares). J Int Med Res. 2009 Oct 1;37(5):1528-42.

2. Martin P. Cicatrização de feridas - a procura da regeneração perfeita da pele. Science. 1997 Abr 4;276(5309):75-81.

3. Wang P-H, Huang B-S, Horng H-C, Yeh C-C, Chen Y-J. Cicatrização de feridas. J Chin Med Assoc. 2018 Feb;81(2):94-101.

4. Gauglitz GG, Korting HC, Pavicic T, Ruzicka T, Jeschke MG. Cicatrização hipertrófica e quelóides: patomecanismos e estratégias de tratamento actuais e emergentes. Mol Med. 2011 Feb;17(1-2):113-25.

5. Su W-H, Cheng M-H, Lee W-L, Tsou T-S, Chang W-H, Chen C-S, et al. Anti-inflamatórios não esteróides para feridas: alívio da dor ou formação excessiva de cicatrizes? Mediators Inflamm. 2010;2010:413238.

6. Plikus MV, Guerrero-Juarez CF, Ito M, Li YR, Dedhia PH, Zheng Y, et al. Regeneration of fat cells from myofibroblasts during wound healing. Science. 2017 Feb 17;355(6326):748-52.

7. Shah R. An Update on the Protocols and Biologic Actions of Platelet Rich Fibrin in Dentistry (Atualização dos protocolos e acções biológicas da fibrina rica em plaquetas em medicina dentária). Jornal Europeu de Dentisteria Protética e Dentisteria de Restauro. 2017 Jun 1;(25):64-72.

8. Borie E, Oliví DG, Orsi IA, Garlet K, Weber B, Beltrán V, et al. Aplicação de fibrina rica em plaquetas em medicina dentária: uma revisão da literatura. :8.

9. Kiran NK, Mukunda KS e Tilak Raj TN. Concentrados de plaquetas: Uma inovação promissora na medicina dentária.

10. Simonpieri A, Del Corso M, Vervelle A, Jimbo R, Inchingolo F, Sammartino G, et al. Conhecimentos actuais e perspectivas para a utilização de plasma rico em plaquetas (PRP) e fibrina plaquetária (PRF) na cirurgia oral e maxilofacial, parte 2: Enxerto ósseo, implante e cirurgia reconstrutiva. Curr Pharm Biotechnol. 2012 Jun;13(7):1231-

56.

11. Malan T, Woolley A. - Estudo laboratorial controlado in vitro :19.

12. Nikolovska B, Miladinova D, Pejkova S, Trajkova A, Georgieva G, Jovanoski T, et al. Platlet-Rich Plasma - Review of Literature. Pril (Makedon Akad Nauk Umet Odd Med Nauki). 2021 Apr 23;42(1):127-39.

Capítulo 2: EVOLUÇÃO

O desenvolvimento dos concentrados de plaquetas tem a sua origem no conceito de adesivos de fibrina. A fibrina é a forma activada de uma molécula plasmática denominada fibrinogénio. Esta molécula fibrilar solúvel está maciçamente presente tanto no plasma como nos grânulos α das plaquetas, desempenhando um papel determinante na agregação plaquetária durante a hemostase. Transforma-se numa espécie de cola biológica capaz de consolidar o aglomerado inicial de plaquetas, constituindo assim uma parede protetora ao longo das rupturas vasculares durante a coagulação. De facto, o fibrinogénio é o substrato final de todas as reacções de coagulação. Sendo uma proteína solúvel, o fibrinogénio é transformado em fibrina insolúvel pela trombina e o gel de fibrina polimerizado constitui a primeira matriz cicatricial do local lesado(1). O fibrinogénio e o fator de von Willebrand (VWF) são os principais ligandos que formam pontes que ligam as plaquetas entre si (2). A administração de um coágulo de fibrina ou de uma cola de fibrina contribui para um suporte adesivo que pode confinar a secreção a um local escolhido(2)

ADESIVOS DE FIBRINA

Os adesivos de fibrina correspondem a um mecanismo biológico natural (polimerização da fibrina durante a hemostase) amplificado de forma artificial(1). Os primeiros aditivos cirúrgicos a serem utilizados foram os selantes de fibrina, disponíveis comercialmente na Europa desde finais da década de 1970. Os selantes de fibrina, "colas de fibrina" ou adesivos de tecido de fibrina são derivados do plasma humano que imitam as fases finais da coagulação sanguínea, formando um coágulo de fibrina. São utilizados para hemostase tópica e selagem de tecidos e como agentes de fusão para substitutos ósseos em partículas. O risco de infeção cruzada dos adesivos comerciais levou ao desenvolvimento de selantes de fibrina autólogos a partir do plasma do próprio doente. No entanto, o seu fabrico resultou em propriedades reológicas menos reprodutíveis ou menos satisfatórias(3). Embora a utilização de adesivos de fibrina em muitos protocolos relacionados com o campo esteja bem documentada nos últimos 40 anos, permaneceu controversa devido à complexidade dos protocolos de produção (para adesivos autólogos) ou ao risco de infeção cruzada (para adesivos comerciais)(1).

Os selantes de fibrina estão disponíveis em dois tipos: selantes de fibrina homogéneos, que estão comercialmente disponíveis como preparação liofilizada de dois componentes, e selantes de fibrina autólogos. São indicados quando a estética é fundamental. Em medicina dentária, os selantes de fibrina são utilizados no tratamento de defeitos intra-ósseos, no aumento do rebordo alveolar, no tratamento da recessão gengival, na regeneração óssea durante o tratamento com implantes, no aumento do fundo do seio e no tratamento de feridas de extração(3).

A cola de fibrina requer a pré-dádiva ou o processamento dispendioso de sangue autólogo ou a utilização de produtos sanguíneos homólogos que podem estar associados a um risco de transmissão viral, o que levou à desativação gradual deste material(3).

QUADRO 1: Evolução cronológica dos concentrados de plaquetas

S. NO.	NAME	PROPOSED BY	YEAR	TECHNIQUE	DRAWBACKS
1	Platelet concentrates		1970's	Donor plasma which was then mixed with thrombin and calcium which led to polymerization of fibrinogen.	Poor stability or risk of disease transmission in case of commercially available products.
2	Autologous fibrin glue	Tayapongsak	1994	Pre-operative (one to three week before procedure) collection of blood followed by around 30 minutes (Ammonium sulphate precipitation technique) to 48 hours (cryopecipitate technique) of handling.	Technique was long and complex The amount of concentrate obtained was quite less as compared to the amount of blood collected (2ml from 75ml blood in ammonium sulfate concentrate technique and 10-15ml concentrate from 250ml of blood).

3	Platelet rich plasma	Whitman	1997	Double centrifugation of autologous blood with anticoagulant. It consisted of a soft spin followed by which the blood would separate into red corpuscular base, buffy coat and the platelet poor plasma. The last two components were aspirated and re-centrifuged at a hard spin after which PRP was collected in the bottom of the tube.	Bovine thrombin which could give rise to life threatening coagulopathies in rare cases.
4	Plasma rich in growth factors	Anitua &co-workers	1999	Autologous blood with anticoagulant was centrifuged at 460G for 8 mins and this resulted in collection of plasma rich in growth factors (PRGF) at the bottom of the tube. This PRGF was then taken from thebottom of the tube and cacl2 was added (0.05ml/ml of PRGF). This led to coagulation in around 10 minutes and a gelatinous PRGF was obtained.	Led to incomplete activation of platelets and low levels of growth factors release.

Para ultrapassar a possibilidade de infeção cruzada, começou a popularidade das preparações de sangue autólogo. A utilização de produtos autólogos com elevadas concentrações de plaquetas

como o plasma rico em plaquetas (PRP), desenvolvido para combinar as propriedades selantes da fibrina com os efeitos dos factores de crescimento das plaquetas - proporcionando um sistema ideal de administração de factores de crescimento no local da lesão. A fundamentação científica subjacente à utilização destas preparações reside no facto de se saber que os factores de crescimento (GFs) desempenham um papel crucial nos mecanismos de reparação dos tecidos duros e moles(3).

PLASMA RICO EM PLAQUETAS (PRP)

O plasma rico em plaquetas (PRP) é um produto de sangue total autólogo que contém um grande número de plaquetas num pequeno volume de plasma com um conjunto completo de factores de coagulação, que se encontram em concentrações fisiológicas(4). Tem propriedades hemostáticas e adesivas e actua de forma suprafisiológica no processo de cicatrização de feridas e osteogénese. São produtos derivados do sangue utilizados para a prevenção e o tratamento de hemorragias devidas a trombopenias graves de origem central, como a aplasia medular, a leucemia aguda, etc. Os concentrados de plaquetas para utilização cirúrgica tópica, como os concentrados de plaquetas padrão da hematologia transfusional, foram assim arbitrariamente designados por PRP. Além disso, os protocolos descritos utilizam geralmente uma dupla centrifugação para aumentar a concentração de plaquetas recolhidas(1).

Para descrever a formulação autóloga, foram sugeridos muitos nomes que explicariam justificadamente os seus constituintes, tais como cPRP, factores de crescimento ricos em plasma, etc. No entanto, o termo cPRP foi considerado mais simples e adequado(1).

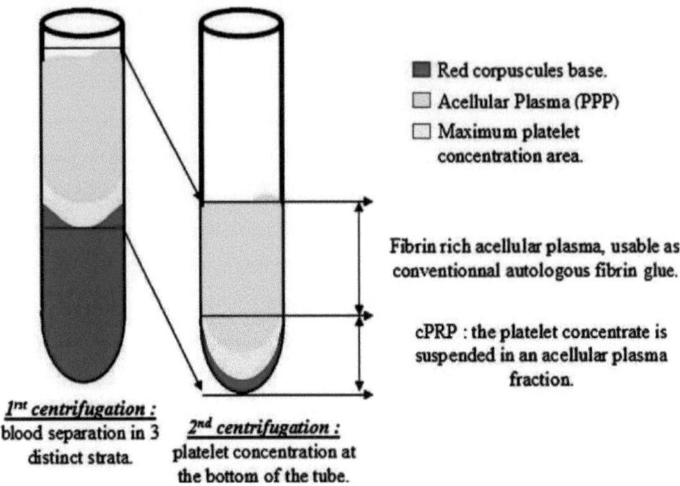

Figura 1: Conceito tecnológico do processamento de cPRP.

Estes protocolos assentam numa ideia simples: A colheita de sangue é efectuada imediatamente antes da intervenção e a amostra é imediatamente transformada em concentrado de plaquetas utilizando um separador de células do laboratório de hematologia e, posteriormente, máquinas simples e automatizadas cada vez mais específicas. O concentrado de plaquetas é depois misturado com trombina e cloreto de cálcio para induzir a ativação maciça das plaquetas concentradas e a gelificação da preparação(1).

A facilidade de preparação e as vantagens dos concentrados de plaquetas resultaram na sua utilização generalizada em várias especialidades. Começou a ser utilizado nas áreas da medicina dentária, ortopedia, oftalmologia, neurocirurgia, cirurgia maxilofacial, cirurgia da coluna vertebral, cirurgia cardiovascular, cirurgia plástica, cosmetologia e tratamento de feridas agudas e crónicas. Whitman et al, em 1997, foram os primeiros a introduzir a utilização do plasma rico em plaquetas em procedimentos cirúrgicos orais, referindo grandes vantagens, uma vez que potencia as células osteoprogenitoras no osso hospedeiro e no enxerto ósseo. No entanto, o seu uso também apresenta riscos, pois a trombina bovina, utilizada para manipular o PRP, pode gerar anticorpos contra os fatores V, XI e trombina, podendo causar coagulopatias que podem colocar a vida em risco(5).

O mecanismo amplamente aceite da terapia PRP é a secreção de factores de crescimento a partir dos grânulos alfa das plaquetas. Quando activados in vivo através de lesão e formação de coágulos, os factores alfa ligam-se à superfície das plaquetas e libertam factores de crescimento derivados das plaquetas, factores de crescimento transformadores, fator de crescimento fibroblástico, fator de crescimento de células epiteliais, fator de crescimento semelhante à insulina e fator de crescimento endotelial vascular. Coletivamente, estes sinais ajudam a estimular a migração e diferenciação das células estaminais mesenquimais (MSC) no local de formação do coágulo(6).

FIBRINA RICA EM PLAQUETAS (FP)

Nos últimos 20 anos, os concentrados de plaquetas evoluíram dos produtos de primeira geração, ou seja, o plasma rico em plaquetas (PRP) e o plasma rico em factores de crescimento, para os produtos de segunda geração denominados fibrina rica em plaquetas (PRF). Estes produtos autólogos com uma maior inclusão de leucócitos e uma malha de fibrina flexível actuam como um suporte para aumentar a migração celular no potencial angiogénico, osteogénico e antimicrobiano destes biomateriais na regeneração de tecidos. Nos concentrados de plaquetas de segunda geração, os protocolos são mais fáceis, baratos e rápidos, com uma matriz de fibrina fisiológica completa, resultando numa malha tridimensional, não tão rígida como uma das primeiras gerações. Isto permite a libertação lenta de moléculas durante um período de tempo mais longo e desencadeia o processo de cicatrização e regeneração no local da lesão(7). As propriedades biológicas e clínicas destes concentrados de plaquetas de segunda geração tornam-nos muito atractivos para utilização em medicina regenerativa(7).

Nas últimas décadas, foram utilizados principalmente no domínio da medicina dentária para acelerar a revascularização de tecidos danificados e a regeneração óssea antes da colocação de implantes. Outras aplicações orais incluem a periodontologia, a cirurgia maxilofacial, como a recessão gengival, os defeitos intra-ósseos, o preenchimento alveolar pós-extração e o levantamento do seio maxilar. Atualmente, os concentrados de plaquetas autólogos são utilizados não só em medicina dentária, mas também em úlceras/necrose cutânea, cirurgia plástica e reconstrutiva e até em lesões músculo-esqueléticas(7).

Uma vez que o PRF é 100% autólogo e não contém aditivos externos, o padrão de formação do PRF é completamente fisiológico; a polimerização ocorre lenta, natural e progressivamente na presença de trombina fisiológica. Isto contrasta com outros concentrados de plaquetas, particularmente com os concentrados de primeira geração, onde a polimerização da fibrina ocorre na presença de trombina exógena e não fisiológica de uma forma bastante rápida. É provocada artificialmente e há um envolvimento extrínseco de factores de crescimento. Devido ao modo fisiológico de polimerização, o PRF tem as suas propriedades únicas(9).

A fibrina rica em plaquetas (PRF) pertence a uma nova geração de concentrados de plaquetas orientados para uma preparação simplificada sem manipulação bioquímica do sangue(1). As vantagens da PRF incluem o facto de ser completamente autóloga, fácil de preparar, barata e muito mais eficiente do que os seus antecessores em termos de retenção de plaquetas e libertação sustentada de vários factores de crescimento(9). As duas variantes mais populares incluem a fibrina rica em plaquetas avançada (A-PRF) e a fibrina rica em plaquetas injetável (I-PRF).

As plaquetas libertam uma grande quantidade de factores de crescimento que potencialmente promovem ou inibem a angiogénese e influenciam a reatividade da reparação dos tecidos (10). Os factores de crescimento libertados incluem o fator de crescimento endotelial vascular (VEGF), o fator de crescimento derivado das plaquetas (PDGF), o fator de crescimento transformador-β (TGF-β), o fator de crescimento epidérmico (EGF), o fator de crescimento semelhante à insulina (IGF-I), fator de crescimento dos hepatócitos (HGF), citocinas como a interleucina-1 (IL-1), interleucina-6 (IL-6), interleucina-4 (IL-4) e interleucina-10 (IL-10), e moléculas quimiotácticas como a quimiocina ligando-5 (CCL-5) e a eotaxina(7).O fator de crescimento endotelial vascular (VEGF) é um potente fator angiogénico(11). Estes ligandos proteicos (uma molécula ou um grupo molecular que se liga a outra entidade química para formar um complexo maior) são conhecidos por regular a migração celular, a vascularização, a proliferação celular e a deposição de nova matriz extracelular (12).

O sucesso dos concentrados de plaquetas depende da concentração de plaquetas, do número/tipo de leucócitos aprisionados na membrana de fibrina e também da libertação de moléculas bioactivas nos locais de lesão que irão desencadear o processo regenerativo.

QUADRO 2: Acções biológicas do PRF

EFFECT	MEDIATED BY	ACTION
Angiogenesis	Vascular endothelial growth factor (VEGF), angiopoetin, platelet derived growth factor (PDGF), basic-fibroblast growth factor (FGF-b).	• Cells in the wound vicinity to migrate, divide and change phenotype • stimulates expression of α5β3 intergrin on the endothelial cells which promotes the binding of endothelial cells to fibrin, fibronectin & vitronectin.
Mitogenesis	TGF-β Fine & flexible trimolecular/ equilateral junctions	• Mitogen for cells including fibroblasts, marrow stem cells, endothelial cells, pre-osteoblasts, mesenchymal cells • Inhibitory effect on osteoclasts • Enhanced cytokine entrapment, promotes rapid cellular migration
Immunomodulatory effects	Fibrin and its degradation products Fibronectin Leukocytes IL-4	• Stimulate migration, phagocytosis and enzymatic degradation by neutrophils • Increases the expression of CD11C/CD18 receptor on neutrophils mediates adhesion to endothelium and fibrinogen • Releases certain chemotactic factors which regulate wound colonization by macrophages • Increased degranulation to release several molecules including IL-1, IL-4, IL-6 and TNF-α • Coherent healing without inflammatory excess

Wound recolonization	Fibrinogen, fibronectin, vitronectin and tenascin Fibrin	• Undergoes degradation and allows epithelial cell migration on wound margins • Binds to several molecules including fibronectin, PDGF & TGF-b through the αVβ3 integrin • Promotes the migration of fibroblasts
Osteogenic effect		• May upregulate the expression of alkaline phosphatase and osteoprotegerin • Enhance the expression of phosphorylated extracellular signal regulated protein kinase, osteoprotegerin and alkaline phosphatase activity.
Entrapment of stem cells		Even though the intrinsic content of stem cells in quite low, it has been hypothesized that the fibrin clot may act like a trap for circulating stem cells which may converge to a secretory phenotype allowing vascular and tissue restoration.

FIBRINA RICA EM PLAQUETAS INJECTÁVEL (I-PRF)

Um dos mais recentes desenvolvimentos na tecnologia do PRF é a produção de PRF injetável (I- PRF). Em comparação com o PRP, uma desvantagem que limita as aplicações do PRF é o facto de este ser obtido sob a forma de gel, o que não é propício para ser injetado. O PRP como injeção tem várias aplicações, tais como artroplastia do joelho, cirurgias de lifting facial, diminuição da incidência de infecções do esterno após cirurgias cardíacas, lesões desportivas, lesões de tendões/ligamentos, osteoartrite, cicatrização meniscal, alopecia, procedimentos regenerativos músculo-esqueléticos, acne, etc. Todas estas aplicações se baseiam nas acções do fator de crescimento autólogo libertado pelas plaquetas contidas no PRP para impulsionar a cicatrização localizada(9). Em estudos anteriores, observou-se que os factores de crescimento do PRP são libertados de forma sustentada durante períodos mais longos, de 7 a 21 dias, e têm um efeito mais forte e duradouro na proliferação e diferenciação celular. A partir daqui, pode deduzir-se que, como material bioativo, o PRF tem certamente várias vantagens em relação ao PRP. Além disso, o PRF é desprovido dos inconvenientes relacionados com a trombina bovina, incluindo o desenvolvimento de anticorpos contra os factores V, XI e trombina e a possibilidade de coagulopatias potencialmente fatais. Por conseguinte, uma variedade injetável de PRF seria, teoricamente, uma alternativa superior ao PRP para aplicações clínicas(9).

Tal como noutros concentrados de plaquetas, no i-PRF os factores de crescimento são libertados das plaquetas. A centrifugação é efectuada a baixa velocidade, o que resulta na preservação das plaquetas e dos leucócitos, permitindo uma maior colheita de células. Os leucócitos, juntamente com as plaquetas, desempenham um papel fundamental na cicatrização de feridas e na regeneração de tecidos (13), mas também impulsionam o processo de uma forma altamente eficaz (14). Os leucócitos, juntamente com as plaquetas, segregam diferentes factores de crescimento e citocinas pró-inflamatórias, além de mediarem a adesão endotelial, a migração, a proliferação e a formação de tecido de granulação (15).Por conseguinte, quando ocorre uma lesão tecidular, as plaquetas são activadas, mudam da forma de disco para dendrite e segregam diferentes factores de crescimento, como o fator de crescimento derivado das plaquetas (PDGF) e o fator de crescimento transformador β (TGFβ), essenciais para o início do processo inflamatório, mediando o recrutamento e a ativação de células imunitárias (leucócitos) (16). As plaquetas activadas agregam-se no local da lesão e formam um tampão plaquetário primário que, neste estado, ainda não é estável até aderirem ao fibrinogénio, formando uma matriz de fibrina(12).

A matriz de fibrina é uma arquitetura tridimensional complexa necessária para aumentar a espessura dos tecidos. Os avanços interessantes e o desenvolvimento de fibrina rica em plaquetas injetável utilizam os filamentos de fibrina recém-formados no plasma para prender as plaquetas e os leucócitos e libertar lentamente os factores de crescimento. Além disso, as plaquetas são activadas durante este processo e conduzem a uma incorporação substancial dos factores de crescimento das plaquetas e dos leucócitos na matriz de fibrina (1). Por conseguinte, as diferenças entre o PRP e o i-PRF residem na ativação das plaquetas, na libertação lenta de factores de crescimento e no maior teor de leucócitos. Além disso, os leucócitos desempenham um papel importante na proliferação, diferenciação, imunidade e infeção. No entanto, a principal vantagem do i-PRF é o facto de a matriz de fibrina ancorar as plaquetas(12).

Outra razão pela qual o PRP perdeu a sua popularidade após a introdução do I-PRF foi a utilização adicional de anticoagulantes no PRP, uma vez que inibem a cicatrização de feridas e a ativação plaquetária. Este facto levou à realização de um estudo comparativo entre o PRP e o I-PRF sobre a migração, proliferação e diferenciação de osteoblastos por Wang et al (17). Verificaram que o PRP libertava a maior parte dos seus factores de crescimento em períodos muito precoces, em comparação com o i-PRF, que libertava factores de crescimento de forma mais gradual e sustentada (18). O i-PRF liberta os factores de crescimento mais lentamente devido à utilização de um suporte de fibrina que retém os factores de crescimento e os liberta ao longo do tempo, bem como ao alojamento de leucócitos que são responsáveis pela libertação adicional de factores de crescimento (19). Em dois outros artigos, argumenta-se ainda que, ao diminuir as velocidades de centrifugação, uma maior proporção de leucócitos pode aumentar ainda mais a libertação total de factores de crescimento (12,20).

CLASSIFICAÇÃO DE PRP / PRF

Com as suas extensas aplicações, a necessidade de vários concentrados de plaquetas aumentou, o que resultou na introdução de várias técnicas, o que, ao mesmo tempo, dificultou a diferenciação da sua aplicação, uma vez que cada método conduziria a um produto diferente com uma biologia e utilizações potenciais diferentes. Dohan et al(21) propuseram uma classificação alargada dos diferentes concentrados de plaquetas em função do seu conteúdo leucocitário e de fibrina.

QUADRO 3: As diferentes classificações de PRP/ PRF

Classification of Preparation	
P-PRP – Pure Platelet Rich Plasma	Undetermined buffy coat, containing platelets but most leukocytes and RBC are not collected.
PPP – Platelet Poor Plasma	Blood plasma with very low number of platelets (< 10 X 103/μL). Traditionally, PPP was recommended for use in platelet aggregation studies to both adjust the Platelet-rich plasma concentration, and to serve as a control.
L-PRP – leukocyte – and platelet rich plasma	Consists of most platelets along with leucocytes and residual red blood cells (RBC) suspended in fibrin-rich plasma. It differs from PRP on the means of buffy coater layer collection
P-PRF – pure platelet rich fibrin or synonym of platelet rich fibrin matrix (PRFM)	P-PRF is mixed with activator and allowed to incubate for some time, a stable PRFM clot can be collected and used.

L-PRF – Leukocyte and platelet rich fibrin.	Blood is collected and immediately centrifuged. A natural coagulation process then occurs and allows for easy collection of leucocytes and platelet rich fibrin (L- PRF) without any biochemical modification of the blood such as anticoagulants, thrombin or calcium chloride. L-PRF is used to stimulate bone formation to facilitate ideal placement of implants.
PRFM – Platelet Rich Fibrin Matrix	Supplier use the same principle of L-PRF but calls it something else to distinguish themselves from others in the field.
I-PRF – Injectable Platelet Rich Fibrin	Liquid formation without the use of additives. Contains a greater proportion of blood plasma and leukocytes due to low spin speed. Clinically applicable cell-based tissue engineering.
A-PRF – Advanced Platelet Rich Fibrin	Based on the low-speed centrifugation concept for more rapid and thorough vascularization and wound healing.

QUESTÕES DE INVESTIGAÇÃO:

1. Porque é que a utilização de adesivos e selantes de fibrina foi descontinuada?
2. O que levou à evolução dos concentrados de plaquetas?
3. Vantagens dos concentrados de plaquetas de primeira geração?
4. Vantagens dos concentrados de plaquetas de segunda geração em relação aos concentrados de plaquetas de primeira geração?
5. Acções biológicas do PRF
6. Vantagens do PRF injetável em relação ao concentrado de plaquetas de primeira geração?

REFERÊNCIAS:

1. Dohan DM, Choukroun J, Diss A, Dohan SL, Dohan AJJ, Mouhyi J, et al. Fibrina rica em plaquetas (PRF): Um concentrado de plaquetas de segunda geração. Parte I: Conceitos tecnológicos e evolução. Oral Surg Oral Med Oral Pathol Oral Radiol Endodontology. 2006 Mar;101(3):e37-44.

2. Anitua E, Andia I, Ardanza B, Nurden P, Nurden AT. As plaquetas autólogas como fonte de proteínas para a cicatrização e regeneração de tecidos. Thromb Haemost. 2004 Jan;91(1):4-15.

3. Prakash S, Thakur A. Concentrados de plaquetas: Past, Present and Future. J Maxillofac Oral Surg. 2011 Mar;10(1):45-9.

4. Nikolovska B, Miladinova D, Pejkova S, Trajkova A, Georgieva G, Jovanoski T, et al. Platlet-Rich Plasma - Review of Literature. Pril Makedon Akad Na Nauk Umet Oddelenie Za Med Nauki. 2021 Apr 23;42(1):127-39.

5. Borie E, Oliví DG, Orsi IA, Garlet K, Weber B, Beltrán V, et al. Aplicação de fibrina rica em plaquetas em medicina dentária: uma revisão da literatura. :8.

6. Karimi K, Rockwell H. Os benefícios da fibrina rica em plaquetas. Facial Plast Surg Clin N Am. 2019 Aug;27(3):331-40.

7. Caruana A, Savina D, Macedo JP, Soares SC. Do Plasma Rico em Plaquetas à Fibrina Rica em Plaquetas Avançada: Conquistas Biológicas e Avanços Clínicos na Cirurgia Moderna. Eur J Dent. 2019 May;13(02):280-6.

8. Agrawal AA. Evolução, estado atual e avanços na aplicação de concentrado de plaquetas em periodontia e implantologia. World J Clin Cases. 2017 May 16;5(5):159-71.

9. Shah R. An Update on the Protocols and Biologic Actions of Platelet Rich Fibrin in Dentistry (Atualização dos protocolos e acções biológicas da fibrina rica em plaquetas em medicina dentária). Eur J Prosthodont Restor Dent. 2017 Jun 1;(25):64-72.

10. Haemmerle M, Stone RL, Menter DG, Afshar-Kharghan V, Sood AK. A LINHA DE VIDA DAS PLAQUETAS PARA O CANCRO: DESAFIOS E OPORTUNIDADES.

Cancer Cell. 2018 Jun 11;33(6):965-83.

11. Wartiovaara U, Salven P, Mikkola H, Lassila R, Kaukonen J, Joukov V, et al. Peripheral Blood Platelets Express VEGF-C and VEGF which Are Released during Platelet Activation. Thromb Haemost. 1998;80(07):171-5.

12. Malan T, Woolley A. - Estudo laboratorial controlado in vitro :19.

13. Davis VL, Abukabda AB, Radio NM, Witt-Enderby PA, Clafshenkel WP, Cairone JV, et al. Preparações ricas em plaquetas para melhorar a cicatrização. Parte II: Ativação e enriquecimento de plaquetas, inclusão de leucócitos e outros critérios de seleção. J Oral Implantol. 2014 Aug 1;40(4):511-21.

14. Choukroun J. Fibrina rica em plaquetas na medicina dentária regenerativa: Antecedentes biológicos e indicações clínicas.

15. Adams RH, Alitalo K. Molecular regulation of angiogenesis and lymphangiogenesis (Regulação molecular da angiogénese e da linfangiogénese). Nat Rev Mol Cell Biol. 2007 Jun;8(6):464-78.

16. Martin P. Cicatrização de feridas - a procura da regeneração perfeita da pele. Science. 1997 Abr 4;276(5309):75-81.

17. Wang X, Zhang Y, Choukroun J, Ghanaati S, Miron RJ. Effects of an injectable plateletrich fibrin on osteoblast behavior and bone tissue formation in comparison to platelet-rich plasma. Platelets. 2018 Jan 2;29(1):48-55.

18. Foster TE, Puskas BL, Mandelbaum BR, Gerhardt MB, Rodeo SA. Platelet-rich plasma: from basic science to clinical applications (Plasma rico em plaquetas: da ciência básica às aplicações clínicas). Am J Sports Med. 2009 Nov;37(11):2259-72.

19. Kobayashi M, Kawase T, Horimizu M, Okuda K, Wolff LF, Yoshie H. Uma proposta de protocolo para a preparação normalizada de membranas PRF para utilização clínica. Biologicals. 2012 Sep 1;40(5):323-9.

20. Fujioka-Kobayashi M, Schaller B, Mourão CFDAB, Zhang Y, Sculean A, Miron RJ. Caracterização biológica de uma mistura injetável de fibrina rica em plaquetas constituída por gel de albumina autóloga e fibrina rica em plaquetas líquida (Alb-PRF).

Platelets. 2021 Jan 2;32(1):74-81.

21. Dohan Ehrenfest DM, Rasmusson L, Albrektsson T. Classification of platelet concentrates: from pure platelet-rich plasma (P-PRP) to leucocyte- and platelet-rich fibrin (L-PRF). Trends Biotechnol. 2009 Mar;27(3):158-67.

Capítulo 3: CONCEITOS TECNOLÓGICOS

FIBRINA RICA EM PLAQUETAS

A fibrina rica em plaquetas (PRF) é um concentrado de plaquetas de segunda geração, preparado a partir de sangue centrifugado. A PRF é um coágulo de fibrina rico em plaquetas sem adição de trombina durante a preparação(3). Foi utilizado pela primeira vez em 2001 por Choukroun et al.(2) É um produto biológico autólogo que se torna popular de dia para dia e está disponível numa grande variedade de domínios da medicina. Os concentrados de plaquetas, introduzidos no início dos anos 90, evoluíram ao longo dos anos. A utilização destes materiais autólogos tornou-se moda nos últimos anos para responder às expectativas exigentes dos doentes, melhorar o sucesso do tratamento e maximizar o conforto do doente(1). O PRF é facilmente aceite pelos pacientes devido ao seu baixo custo, fácil de receber, baixa morbilidade do dador, baixa taxa de complicações pós-operatórias e de infeção. O objetivo destas tecnologias é utilizar o seu efeito sinérgico para melhorar a regeneração dos tecidos duros e moles(1). Mas, apesar do conjunto de benefícios, o protocolo seguido para a obtenção do produto varia de autor para autor. A partir do protocolo proposto por Choukroun em 2001, vários autores apresentaram diferentes modificações no protocolo.

No entanto, todos os protocolos se baseiam fundamentalmente na utilização da densa rede de fibrina, que retém plaquetas, leucócitos, etc., que libertam factores de crescimento de forma sustentada ao longo de um período de tempo, melhorando assim o processo de cicatrização da ferida. Este conceito foi baseado no potencial regenerativo das plaquetas, quando se observou que estas contêm factores de crescimento responsáveis pelo aumento da produção de colagénio, mitose celular, crescimento de vasos sanguíneos, recrutamento de outras células que migram para o local da lesão e indução da diferenciação celular, entre outros(2).

PROTOCOLO PARA FIBRINA RICA EM PLAQUETAS

Esta técnica não necessita de anticoagulante nem de trombina bovina (nem de qualquer outro agente gelificante). Não é mais do que sangue centrifugado sem qualquer adição. Esta tecnologia requer uma centrifugadora de mesa e um kit de colheita(4). O protocolo PRF é muito simples: Colhe-se uma amostra de sangue sem anticoagulante em tubos de 10 ml que são imediatamente centrifugados a 3000 rpm (cerca de 400 g) durante 10 minutos(4).

A ausência de anticoagulante implica a ativação, em poucos minutos, da maioria das plaquetas da amostra de sangue em contacto com as paredes do tubo e a libertação das cascatas de coagulação.

O fibrinogénio concentra-se inicialmente na parte alta do tubo, antes de a trombina circulante o transformar em fibrina. Obtém-se então um coágulo de fibrina no meio do tubo, exatamente entre os glóbulos vermelhos na parte inferior e o plasma acelular na parte superior(4). As plaquetas ficam teoricamente presas de forma maciça nas malhas de fibrina(4)

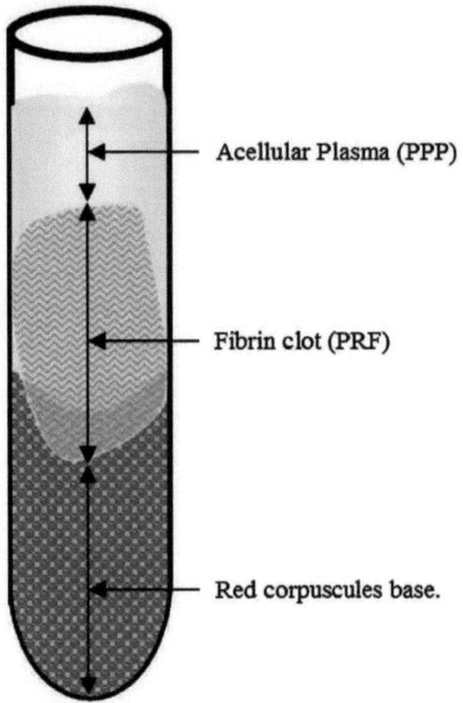

FIGURA 2: PRF; A centrifugação do sangue imediatamente após a colheita permite a composição de um coágulo de fibrina estruturado e resistente no meio do tubo, mesmo entre os glóbulos vermelhos na parte inferior e o plasma acelular na parte superior.

CONCEITO DE CENTRIFUGAÇÃO

Na centrífuga, ocorrem dois processos em simultâneo, ou seja, a coagulação do sangue e a separação dos elementos sanguíneos sob a força de centrifugação. No processo de centrifugação, há várias forças que actuam sobre o sangue. A força centrífuga actua no sentido do fundo do tubo, enquanto a força de atrito e de flutuação a contraria. Ao expor o sangue a rotações elevadas durante um período de tempo específico na centrifugadora, é gerada uma quantidade elevada de força centrífuga, que excede a das forças de flutuação e de atrito. Isto resulta numa força centrífuga líquida que actua longe do centro de rotação, ou seja, na direção do fundo do tubo(5).

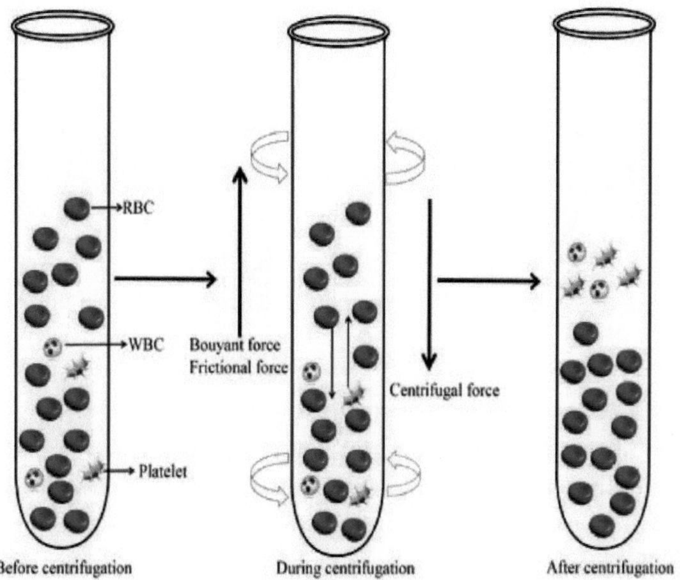

FIGURA 3: Preparação do PRF

A força de centrifugação exercida é diretamente proporcional à massa da partícula individual. Assim, sob a força de centrifugação, os glóbulos vermelhos, que têm uma massa relativamente maior, depositam-se no fundo do tubo. Enquanto os leucócitos, as plaquetas e o plasma, juntamente com os seus factores de coagulação, que têm uma massa comparativamente menor, são empurrados para o topo do tubo. Enquanto esta separação ocorre, outro processo que acontece em simultâneo é a coagulação do sangue devido à ausência de um anticoagulante(5).

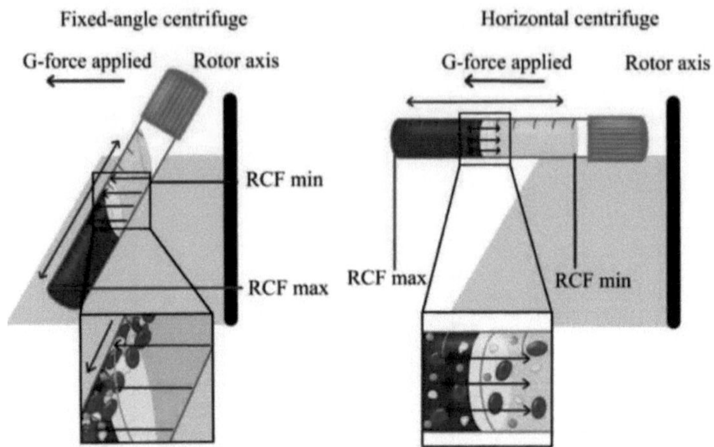

FIGURA 4: CENTRIFUGAÇÃO; A separação de substâncias de diferentes densidades por centrifugação depende de vários aspectos, incluindo a velocidade (rotação/revoluções por minuto) e a duração da centrifugação. A força g, também designada por RCF, é influenciada pela angulação e pelo raio do rotor na centrífuga, que variam muito consoante o tipo de centrífuga. A estabilidade do rotor também tem um impacto significativo, com separação reduzida em caso de vibração radial. Mesmo a centrifugação a RPM idênticas exercerá forças centrífugas diferentes se os rotores da centrífuga tiverem diferentes tamanhos de raio, tipos de balde ou tamanhos de balde.

No momento em que ocorrem os passos finais da cascata de coagulação, ou seja, a conversão da protrombina em trombina e do fibrinogénio em fibrina, os factores necessários para a coagulação estão todos presentes no plasma, que se encontra agora no topo do tubo, perto das plaquetas, sob a força da centrifugação. Isto ocorre na parte inicial do ciclo de centrifugação (antes de aproximadamente 2-3 minutos). Se a centrifugação for interrompida neste ponto, os diferentes componentes podem voltar a misturar-se, uma vez que não haveria coágulo devido ao facto de o ciclo de coagulação não estar concluído. Uma vez conseguida esta separação, os restantes 6-8 minutos do ciclo de centrifugação destinam-se a manter a separação e a permitir que a coagulação prossiga. Assim, os glóbulos vermelhos que não contribuem significativamente para a cicatrização de uma ferida são efetivamente excluídos do coágulo sanguíneo sob a força de centrifugação, e o coágulo é agora constituído principalmente por plaquetas (1,5 a 3 lakh/ml num coágulo sanguíneo para cerca de 10 lakh/ml no PRF) e fibrina. O tempo normal necessário para que a coagulação se complete é de cerca de 8 minutos e, por conseguinte, todos os protocolos de produção de concentrados de PRF têm uma duração semelhante a esta(5).

FIBRINA RICA EM PLAQUETAS INJECTÁVEL

Recentemente, foi desenvolvida uma matriz líquida à base de PRF, reduzindo a força e o tempo de centrifugação relativos(6). Isto foi feito, uma vez que a PRF era obtida como uma membrana, o que tornava a manipulação do material fastidiosa e também limitava as aplicações do mesmo. Com a introdução da forma injetável da fibrina rica em plaquetas, esta tornou-se amplamente aceite em ortopedia, dermatologia e medicina dentária, onde começou a substituir o PRP.

Atualmente, a formulação líquida injetável de PRF (i-PRF) utilizada clinicamente foi descrita utilizando um período de centrifugação de 3 minutos para produzir um concentrado líquido de plaquetas contendo principalmente fibrinogénio líquido e trombina antes da formação de fibrina(6).

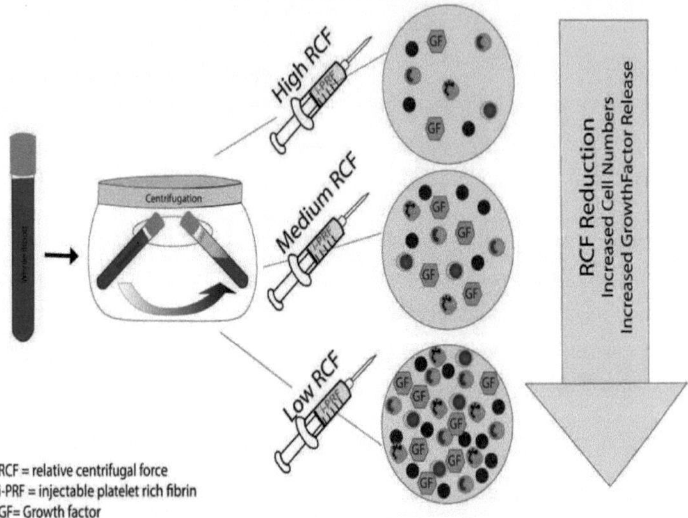

FIGURA 5: Influência da RCF na PRF

A principal diferença entre o i-PRF e o PRF sólido é a menor velocidade e tempo de centrifugação do i-PRF (7,8). A ideia de uma centrifugação mais lenta é permitir que alguns componentes celulares e do fator de crescimento permaneçam no produto final (7-9). O i-PRF pode ser utilizado em combinação com materiais particulados de aloenxerto ósseo ou de autoenxerto (10). Esta vantagem de uma fórmula líquida de i-PRF permite uma incorporação mais eficiente do material de enxerto ósseo e aumenta as moléculas de sinalização em todo o enxerto (11).

Tal como a PRF convencional, ainda não existe um protocolo definitivo para a i-PRF no que diz respeito ao tempo de centrifugação, ao tipo de tubo de ensaio utilizado, à força centrífuga relativa ou à centrífuga utilizada, o que é necessário para obter os melhores resultados (Shin, 2011, Yuksel, 2014, Nofal, 2014)(12).

PROTOCOLO DE PRODUÇÃO DE PRF I-PRF

Vários autores descreveram a preparação de forma diferente, que foi resumida no Quadro 3

Tabela 4: Vários protocolos para a preparação do I-PRF

S. No.	Author	Method
1.	Miron et al(7)	For i-PRF preparation, two tubes of 10 ml of whole blood without anticoagulant were centrifuged at 700 rpm for 3min (60×g) at room temperature by a Duo Centrifuge (Process for PRF, Nice, France). The upper liquid layer was collected as i-PRF.
2.	Agarwal et al(13)	A) According to Mourao et al Collect 9 ml of autologous blood in a test tube without any added preservative. Then centrifuged it for 2 min at 3300 rpm which forms the orange color fluid into the tube known as the I-PRF B) According to Miron RJ et al. Collect autologous blood into plastic tubes without any added anticoagulants. Then centrifuged it for 3 minutes at 700 rpm. Use of plastic tubes has a hydrophobic surface which does not activate the coagulation process effectively. Hence, all the clotting factors & platelets of blood required for the formation of platelet concentrate reach the upper zone of the tube under the centrifugation force in the first 2-4 minutes. These separated plasma and platelets together situated at the upper layer in light yellow color used in injectable form.

		C) According to Al-Maawi et al. 2019 Collected blood in the test tube was immediately kept in the centrifugation machine at 600 rpm, 44 × g for 8 min as per low-speed centrifugation concept. After the centrifugation process, i-PRF formed of yellow orange-colored at the upper zone & other blood constituents at the lower zone. D) Castro et al 2019, Cortellini et al 2018 in their study modified the original protocol of injectable PRF. Collected blood-filled test tubes were kept in centrifugation machine for 2,700 rpm/ 3 min/ 408g. E) According to Miron et al 2019 Horizontal centrifugation method was carried out for the preparation of i-PRF at 200g for 8 min. This produces a higher concentration of leukocytes 10.92 × 109 cells/L (178% original values) and platelets.
3.	Varela et al(14)	To prepare i-PRF, 27 mL of blood was collected in three 10 mL glass-coated plastic tubes (Vacutainer; BD Biosciences, Allschwil, Switzerland) and immediately centrifuged at 400 *g* (700 rpm) and room temperature for 3 min using a table centrifuge (Intra-spin system, Intra-Lock, Boca-Raton, FL, EUA) precisely designed for PRF preparation. Immediately after centrifugation, the upper yellow fluid (i-PRF) liquid phase was collected as close as possible to the red cells and processed for analyses.
4.	Kızıltoprak et al(15)	Peripheral blood was collected in sterile plain plastic tubes (i-PRF, Process for PRF, Nice, France) and centrifuged to obtain i-PRF. Injectable platelet-rich fibrin were produced using a protocol of 2300 RPM for 3 min (RCF-max = 509.53 g). I-PRF were produced with 9-mL plastic tubes using an Intraspin centrifugation device with a 33° rotor angulation with a radius of 53 mm at the clot and 86 mm at the max (PC-O2, Process for PRF, Nice, France).

5.	Gentile RD et al(16)	Generally, 1 or 2 plastic syringes, 12 mL, are drawn. For the centrifuge spin, a lower Luer-Lock cap is placed and the plunger from the blood draw syringe is removed. centrifuge spin—capped syringes are placed in the centrifuge and the centrifuge is set for 750 rpm and 3 minutes to 5 minutes.

Para produzir i-PRF, o protocolo mais comummente praticado é o apresentado por Choukroun, em que o sangue é colhido sem anticoagulante em tubos de plástico sem qualquer revestimento e centrifugado a 700 durante 3 minutos(7,17). Outro conjunto de autores propôs um protocolo semelhante em que centrifugam sangue simples em tubos de ensaio não revestidos a 2400-2700 rpm durante cerca de 2 minutos. O sobrenadante é recolhido e foi designado por factores de crescimento concentrados (CGF)(18). Ambos os métodos funcionam essencialmente segundo o mesmo princípio, pelo que podem ser considerados variantes do mesmo concentrado. O tempo é consideravelmente mais curto quando comparado com os outros protocolos. Isto pode ser atribuído ao facto de, no caso do i-PRF/CGF, apenas se pretender a separação dos componentes sanguíneos, o que acontece nos 2-4 minutos iniciais. Os tubos de plástico têm uma superfície hidrofóbica e não activam eficazmente o processo de coagulação(19), pelo que todos os componentes sanguíneos necessários para formar um bom concentrado de plaquetas (plasma contendo todos os factores de coagulação e plaquetas) atingem o topo do tubo sob a força de centrifugação nos primeiros 2-4 minutos. O plasma e as plaquetas separados formam uma camada de cor amarela clara que se encontra na parte superior do tubo. Esta é então aspirada e constitui uma forma injetável parcialmente ativa(5).

Como mencionado anteriormente, após a centrifugação, o sangue total é separado em três partes principais com base na camada de buffy coat: Uma parte superior amarela, uma parte intermédia da camada leucocitária e uma parte inferior contendo glóbulos vermelhos. Utiliza-se uma pequena seringa com uma agulha hipodérmica 18G para recolher o i-PRF a utilizar. O método de colheita do i-PRF após a centrifugação foi descrito como sendo a colheita de toda a camada superior acima da camada leucocitária(20,21); no entanto, a quantidade da camada superior colhida pode variar consoante os indivíduos e a posição das pontas das agulhas durante a colheita também pode variar com base em diferentes práticas clínicas.

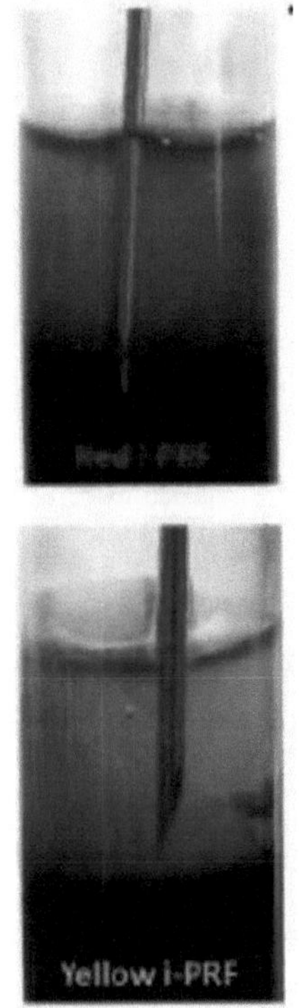

Figura 6: I-PRF vermelho e amarelo

Embora a quantidade de I-PRF obtida varie em função de factores externos, como o protocolo seguido, os factores ambientais, etc., e de factores internos, como o estado de saúde do doente, continua a ser uma bênção para uma série de condições clínicas em que actua como adjuvante do tratamento tradicional, melhorando, em última análise, o processo de cicatrização de feridas.

QUESTÕES DE INVESTIGAÇÃO:

1. Protocolo de preparação do PRF
2. Conceito de centrifugação e sua aplicação em concentrados de plaquetas.
3. Efeito da alteração da RCF.
4. Conceitos subjacentes à preparação de PRF injectáveis.
5. Princípio subjacente ao protocolo I-PRF, tal como proposto por vários autores.

REFERÊNCIAS:

1. Saglanmak A, Cinar C, Gultekin A. Aplicação de fibrina rica em plaquetas (PRF) em cirurgia oral. In: W. Kerrigan S, editor. Platelets [Internet]. IntechOpen; 2020 [citado 2021 Jun 5]. Disponível em: https://www.intechopen.com/books/platelets/platelet-rich-fibrin-prf- aplicacao-em-cirurgia-oral

2. Borie E, Oliví DG, Orsi IA, Garlet K, Weber B, Beltrán V, et al. Aplicação de fibrina rica em plaquetas em medicina dentária: uma revisão da literatura. :8.

3. He L, Lin Y, Hu X, Zhang Y, Wu H. Um estudo comparativo da fibrina rica em plaquetas (PRF) e do plasma rico em plaquetas (PRP) no efeito da proliferação e diferenciação de osteoblastos de rato in vitro. Oral Surg Oral Med Oral Pathol Oral Radiol Endodontology. 2009 Nov;108(5):707-13.

4. Dohan DM, Choukroun J, Diss A, Dohan SL, Dohan AJJ, Mouhyi J, et al. Fibrina rica em plaquetas (PRF): Um concentrado de plaquetas de segunda geração. Parte I: Conceitos tecnológicos e evolução. Oral Surg Oral Med Oral Pathol Oral Radiol Endodontology. 2006 Mar;101(3):e37-44.

5. Shah R. An Update on the Protocols and Biologic Actions of Platelet Rich Fibrin in Dentistry (Atualização dos protocolos e acções biológicas da fibrina rica em plaquetas em medicina dentária). Eur J Prosthodont Restor Dent. 2017 Jun 1;(25):64-72.

6. Wend S, Kubesch A, Orlowska A, Al-Maawi S, Zender N, Dias A, et al. A redução da força centrífuga relativa influencia o número de células e a libertação de factores de crescimento em matrizes injectáveis à base de PRF. J Mater Sci Mater Med. 2017 Dec;28(12):188.

7. Miron RJ, Fujioka-Kobayashi M, Hernandez M, Kandalam U, Zhang Y, Ghanaati S, et al. Fibrina rica em plaquetas injetável (i-PRF): oportunidades na medicina dentária regenerativa? Clin Oral Investig. 2017 Nov;21(8):2619-27.

8. Miron RJ, Fujioka-Kobayashi M, Bishara M, Zhang Y, Hernandez M, Choukroun J. Platelet-Rich Fibrin and Soft Tissue Wound Healing: Uma revisão sistemática.

Tissue Eng Part B Rev. 2017 Feb;23(1):83-99.

9. Miron RJ, Zucchelli G, Pikos MA, Salama M, Lee S, Guillemette V, et al. Utilização de fibrina rica em plaquetas em medicina dentária regenerativa: uma revisão sistemática. Clin Oral Investig. 2017 Jul;21(6):1913-27.

10. Kim JY. Utilização de Ossos Enriquecidos com Factores de Crescimento Concentrados Autólogos (CGF)
Matriz de Enxerto (Sticky Bone) e Membrana de Fibrina enriquecida com CGF em Implantodontia. [cited 2021 Jul 20]; Disponível em: https://www.academia.edu/22262758/Utilization_of_Autologous_Concentrated_Gro wth_
Factores_CGF_Enriquecido_Matriz_de_enxerto_de_osso_e_Membrana_de_Fibrina_ Enriquecida_por_CGF_em_Implantologia

11. Thanasrisuebwong P, Surarit R, Bencharit S, Ruangsawasdi N. Influência dos métodos de fracionamento nas propriedades físicas e biológicas da fibrina rica em plaquetas injetável: An Exploratory Study. Int J Mol Sci. 2019 Abr 3;20(7):1657.

12. Malan T, Woolley A. - Estudo laboratorial controlado in vitro :19.

13. Agrawal DR, Jaiswal PG. Fibrina rica em plaquetas injetável (i-PRF): A Gem in Dentistry. Int J Curr Res Rev. 2020;12(21):25-30.

14. Varela HA, Souza JCM, Nascimento RM, Araújo RF, Vasconcelos RC, Cavalcante RS, et al. Fibrina rica em plaquetas injetável: conteúdo celular, caraterização morfológica e proteica. Clin Oral Investig. 2019 Mar;23(3):1309-18.

15. Kiziltoprak M, Uslu MO. Comparação dos efeitos das aplicações de fibrina rica em plaquetas injetável e de cola de fibrina autóloga na cicatrização de feridas palatinas: um ensaio clínico controlado e aleatório. Clin Oral Investig. 2020 Dec;24(12):4549-61.

16. Gentile RD. Fibrina Rica em Plaquetas Fácil (Injetável/Tópica) para Terapia Pós-Resurfacing e Microneedle. Facial Plast Surg Clin N Am. 2020 Fev;28(1):127-34.

17. Ghanaati S, Booms P, Orlowska A, Kubesch A, Lorenz J, Rutkowski J, et al. Fibrina avançada rica em plaquetas: um novo conceito para a engenharia de tecidos com

base em células através de células inflamatórias. J Oral Implantol. 2014 Dec;40(6):679-89.

18. Kim JY. Utilização de Matriz de Enxerto Ósseo enriquecida com Factores de Crescimento Concentrados Autólogos (CGF) (Sticky Bone) e Membrana de Fibrina enriquecida com CGF em Implantologia.

[citado 2021 Jul 12]; Disponível em: https://www.academia.edu/22262758/Utilization_of_Autologous_Concentrated_Gro wth_ F actors_CGF_Enri ched_Bone_Graft_Matrix_Sticky_Bone_and_CGF_Enri ched_F ibrin_ Membrane_in_Implant_Dentistry

19. Bowen RAR, Remaley AT. Interferências dos componentes dos tubos de colheita de sangue nos ensaios de química clínica. Biochem Medica. 2014 Feb 15;24(1):31-44.

20. Choukroun J, Ghanaati S. A redução da força de centrifugação relativa nos concentrados de fibrina rica em plaquetas (PRF) injetável avança as células inflamatórias, plaquetas e factores de crescimento dos próprios doentes: a primeira introdução ao conceito de centrifugação a baixa velocidade. Eur J Trauma Emerg Surg Off Publ Eur Trauma Soc. 2018 Feb;44(1):87-95.

21. Wend S, Kubesch A, Orlowska A, Al-Maawi S, Zender N, Dias A, et al. A redução da força centrífuga relativa influencia o número de células e a libertação de factores de crescimento em matrizes injectáveis à base de PRF. J Mater Sci Mater Med. 2017 Dec;28(12):188.

Capítulo 4: CARACTERIZAÇÃO

O corpo utiliza o sangue como a fonte autógena mais importante para a cicatrização de tecidos moles e duros(1). A fibrina rica em plaquetas (FRP) foi desenvolvida por centrifugação do sangue obtido em tubos de vidro sem anticoagulantes e activadores (2), formando uma concentração de factores responsáveis pela cicatrização dos tecidos. Consiste numa matriz de fibrina autóloga rica em leucócitos e plaquetas, composta por uma estrutura tetra molecular, com citocinas, plaquetas, citocinas e células estaminais no seu interior, que actua como um andaime biodegradável que favorece o desenvolvimento de microvascularização e é capaz de guiar a migração de células epiteliais para a sua superfície(3). Pode também servir como veículo de transporte de células envolvidas na regeneração dos tecidos e tem uma libertação sustentada de factores de crescimento num período entre 1 e 4 semanas, estimulando o ambiente para a cicatrização de feridas num período de tempo significativo(3).

FIBRINA RICA EM PLAQUETAS INJECTÁVEL

Com a modificação do protocolo de centrifugação, foi introduzida uma nova formulação conhecida como fibrina rica em plaquetas injetável (i-PRF). Foi produzida através da alteração do tipo de tubo, do tempo e da velocidade de centrifugação(4). Trata-se de um biomaterial de segunda geração, totalmente autólogo, obtido por centrifugação lenta de sangue total. Juntamente com os factores de crescimento plaquetários, como os do PRP(5), este produto também contém factores de crescimento linfocitários e colagénio tipo 1(6), produzindo uma rede de fibrina como a membrana PRF(7). O I-PRF, preparado de acordo com o conceito de centrifugação a baixa velocidade, oferece uma vantagem significativa para o processo de regeneração, uma vez que é rico em plaquetas, leucócitos e factores de crescimento(8).

PROTOCOLO PARA I-PRF

Para a produção da formulação líquida de PRF, o sangue é colhido sem anticoagulante em tubos de plástico sem qualquer revestimento e centrifugado a cerca de 700 durante 3 minutos. O sobrenadante é recolhido e designado por factores de crescimento concentrados (CGF). O tempo é consideravelmente mais curto do que noutros protocolos(9). Isto pode ser atribuído ao facto de, no caso do i-PRF, apenas se pretender a separação dos componentes sanguíneos, o que acontece nos 2-4 minutos iniciais. Os tubos de plástico têm uma superfície hidrofóbica e não activam eficazmente o processo de coagulação(10). Assim, todos os componentes sanguíneos necessários para formar um bom concentrado de plaquetas (plasma contendo todos os factores de coagulação e plaquetas) atingem o topo do tubo sob a força de centrifugação nos primeiros 2-4 minutos. O plasma e as plaquetas separados formam uma camada de cor amarela clara que se encontra na parte superior do tubo. Esta é então aspirada e constitui uma forma injetável parcialmente ativa(9)

PROPRIEDADES FÍSICAS

A principal vantagem desta formulação injetável é a sua consistência, que pode ser injectada diretamente no local em questão, e também ser misturada com outras partículas formando uma mistura uniforme com as mesmas. A forma líquida ajuda a obter uma mistura adequada. Atualmente, tem sido utilizado para misturar com enxertos ósseos, o que, após o processo de coagulação, forma uma consistência gelatinosa com as partículas de enxerto incorporadas no enxerto. O enxerto assim formado tem uma boa consistência trabalhável, conduzindo a uma diminuição da lixiviação do enxerto, uma vez que este se encontra firmemente encapsulado na matriz de fibrina. A mistura do enxerto ósseo com i-PRF também proporciona a libertação de factores de crescimento no local recetor, que de outra forma não existiriam num enxerto ósseo normal. Isto tem o potencial de converter qualquer enxerto osteocondutor em osteopromotivo (devido à presença de plaquetas e factores de crescimento), o que se traduziria numa formação óssea mais rápida e mais eficaz(9).

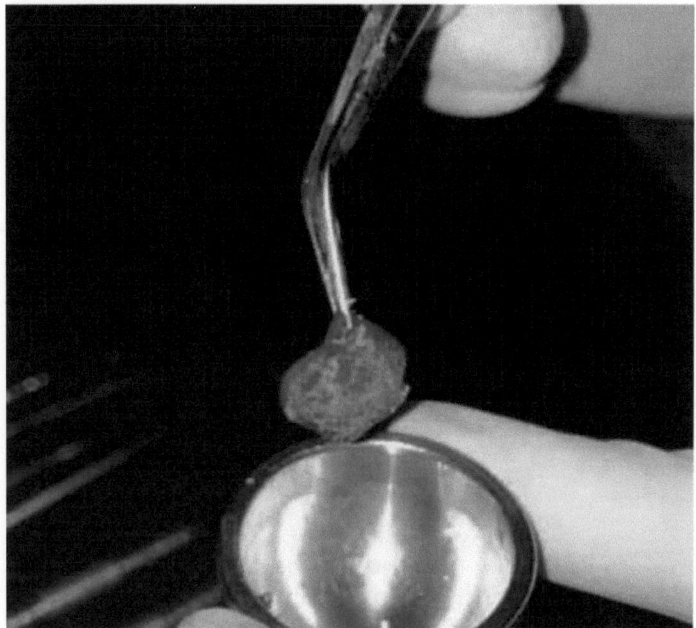

Figura 7: O ι-PRF misturado com enxerto ósseo forma uma massa funcional

Prakan Thanasrisuebwong et al (11) afirmaram que a fibrina rica em plaquetas injetável (i-PRF) tem sido utilizada como material de auto-enxerto para melhorar a regeneração óssea através de factores de crescimento intrínsecos.

Foi introduzida uma formulação líquida de fibrina rica em plaquetas para ultrapassar os desafios enfrentados pela membrana de fibrina rica em plaquetas, nas suas aplicações, quando comparada com o plasma rico em plaquetas, que é outro concentrado de plaquetas líquido. Embora as aplicações do PRP e do I-PRF sejam semelhantes, o quadro seguinte apresenta uma comparação entre os dois, realçando a vantagem do I-PRF em relação ao PRP.

TABELA 5: Comparação entre PRP e fibrina rica em plaquetas injetável

Serial Number	PRP	I-PRF
1	External anticoagulant needs to be added	External anticoagulant not needed
2	Time consuming	Quick preparation
3	Early high release of growth factors for a short period	Steady sustained release of growth factors over a period of time
4	Higher cellular proliferation of growth factors	Lesser cellular proliferation
5	Less cellular migration and mRNA expression of growth factors	Higher cellular migration and mRNA expression of growth factors
6	Low total growth factor release	Higher total growth factor release
7	Dissolves completely in less than a week	Morphology is retained for 10 days or more

O I-PRF coagula e forma um gel após aproximadamente 10-15 minutos e preserva o seu conteúdo no tecido para uma libertação sustentada(12). Foi referido que o i-PRF pode contribuir para os processos de cicatrização de feridas através do aumento da vascularização(13). As vantagens do i-PRF, como o facto de ser rico em glóbulos brancos (14), de permitir a libertação lenta e sustentada de factores de crescimento e de induzir a expressão do ARNm do fator de crescimento transformador-β e do colagénio 1, aumentam significativamente a libertação total de factores de crescimento, a migração celular de fibroblastos e osteoblastos e a síntese de colagénio-1(1). A sua propriedade única é que permanece como um líquido durante um período de aproximadamente 15 minutos, após o qual ocorre a polimerização da fibrina e se forma uma membrana sólida. Possui uma rede de fibrina tridimensional que contém os componentes celulares distribuídos dentro da malha. Isto ajuda na libertação lenta e medida dos factores de crescimento ao longo de um período de tempo, pelo que o efeito dura mais tempo(11), uma propriedade semelhante à da membrana PRF(15).

De acordo com Diksha et al (16), a principal diferença entre o i-PRF e o PRF sólido é a menor velocidade e tempo de centrifugação do i-PRF. O i-PRF é a variedade líquida do PRF que pode acelerar os processos de cicatrização de feridas com o aumento da vascularização.

ANÁLISE HISTOLÓGICA DE I-PRF

O PRF injetável foi estudado histologicamente e mostrou leucócitos (principalmente linfócitos) e conglomerados de plaquetas, distribuídos uniformemente por toda a amostra(17), ao contrário do coágulo de PRF, em que as células estão distribuídas de forma não uniforme(18).Também se verificou que a fibrina tridimensional produzida no PRF injetável, juntamente com os factores de crescimento, forma um sistema de libertação controlada, que mantém uma bioatividade adequada durante o período de cicatrização(11). Esta propriedade torna o produto compatível e uma boa alternativa ao coágulo de PRF para o tratamento de feridas e úlceras que não cicatrizam, especialmente com grande área de superfície.

Richard J Miron et al (19) afirmaram que, embora ambas as formulações, PRP e I-PRF, apresentassem uma elevada biocompatibilidade e uma maior migração e proliferação de fibroblastos quando comparadas com o plástico de cultura de tecidos de controlo, o i-PRF induziu uma migração significativamente mais elevada, enquanto o PRP demonstrou uma proliferação celular significativamente mais elevada.

Hugo de Almeida Varela et al (20) avaliaram o conteúdo de células sanguíneas e os aspectos morfológicos do FPRI e concluíram que a concentração de plaquetas e linfócitos no FPRI é maior do que no sangue periférico. As imagens de MEV revelaram aglomeração de plaquetas em algumas regiões, enquanto uma rede de fibrina foi notada em toda a amostra de FPRi. A análise histológica e morfológica revelou a polimerização lenta do i-PRF.

A IMPORTÂNCIA DAS PLAQUETAS E A NECESSIDADE DE CONCENTRADOS DE PLAQUETAS COMO O I-PRF:

As plaquetas são fragmentos citoplasmáticos de megacariócitos, grandes células formadas na medula óssea. São o mais pequeno dos elementos celulares do sangue. O seu tempo de vida é de 8 a 10 dias e o citoplasma contém muitos grânulos cujo conteúdo é segregado no momento da ativação(21). A taxa de formação de plaquetas é regulada pela quantidade de oxigénio no sangue e pela presença de derivados de ácidos nucleicos provenientes de tecidos lesionados. A ativação das plaquetas desempenha um papel fundamental no processo natural de cura do organismo. O papel das plaquetas na cicatrização, especialmente na cascata de coagulação, está bem documentado (22). O que sabemos sobre as plaquetas é que desempenham um papel fundamental na manutenção da integridade da parede dos vasos sanguíneos, aderindo a defeitos na parede vascular, selando a lesão e iniciando o processo de cicatrização (22). O influxo de plaquetas é um evento precoce no processo de cicatrização de feridas e contribui para sinais que são críticos para a regeneração dos tecidos (23). Um recetor de colagénio (α2β1 e GPV1) estabiliza as plaquetas no subendotélio exposto (24) e ativa fragmentos de colagénio, tromboxano A2, difosfato de adenosina (ADP), bem como factores de crescimento, citocinas e quimiocinas (25). As plaquetas têm um sistema de armazenamento complexo sob a forma de grânulos intracelulares que lhes permite transportar muitas moléculas biologicamente activas. Contêm também uma série de proteínas antibacterianas denominadas trombocidinas. As moléculas bioactivas promovem a reparação dos tecidos e influenciam a reatividade das células vasculares e de outras células sanguíneas na angiogénese e na inflamação(24).

O facto de as plaquetas poderem segregar factores de crescimento e metabolitos activos significa que a sua utilização aplicada pode influenciar positivamente a cicatrização rápida e a regeneração dos tecidos (24). Anitua (2004) explica que as proteínas recém-libertadas ou expostas e outras substâncias estimulam a reparação dos tecidos e a remodelação vascular. Os componentes extracelulares (glicosaminoglicanos, colagénio e proteínas adesivas) ligam-se a factores de crescimento e estabelecem um gradiente quimiotático (aumentam a concentração química) para o recrutamento de células, incluindo uma reserva de armazenamento dentro da matriz (24). As plaquetas contêm um vasto arsenal de substâncias activas, como as citocinas (factores de crescimento) e as quimiocinas (proteínas de sinalização), que podem ser moduladas para a regeneração dos tecidos de forma parácrina (sinalização de célula para célula)(22). Stellos (2010) explica ainda que, ao ativar as plaquetas, desencadeia substâncias (grânulos α, grânulos densos e lisossomas) no interior das plaquetas que contêm mediadores bioactivos. Os grânulos α contêm muitas proteínas, específicas das plaquetas (como a β-tromboglobulina) ou não específicas das plaquetas (fibronectina, trombospondina, fibrinogénio e outros factores de coagulação, promotores de crescimento, inibidores da fibrinólise, imunoglobulinas, etc.). Os grânulos densos contêm cálcio, serotonina, etc. Além disso, a membrana plaquetária é uma dupla camada de fosfolípidos na qual estão inseridos receptores para muitas moléculas (colagénio, trombina, etc.)(21). Por conseguinte, os factores de crescimento derivados das plaquetas podem influenciar o crescimento celular, a morfogénese e a diferenciação para acelerar a cicatrização(26). O papel do fibrinogénio (Fg) é o de uma proteína adesiva juntamente com a fibronectina (Fn), a vitronectina (Vn) e a trombospondina-1 (TSP-1). O fibrinogénio é abundante e uma parte liga-se aos receptores plaquetários e participa no crescimento do trombo e actua como mitogénio (mitose celular)(26).

A ativação é fundamental para iniciar e apoiar a hemostase devido à agregação no local da lesão e às interações com os mecanismos de coagulação. No entanto, a desgranulação também implica a libertação de citocinas capazes de estimular a migração e a proliferação de células no interior da matriz de fibrina, iniciando as primeiras fases da cicatrização.

As plaquetas têm sido amplamente utilizadas numa variedade de procedimentos cirúrgicos, tais como defeitos ósseos maxilofaciais, cirurgia ortopédica e gastrointestinal e, atualmente, em dermatologia(27).

CITOCINAS PLAQUETÁRIAS:

TGFb-1: Agente de fibrose. O fator de crescimento transformador β (TGFβ) é uma vasta superfamília com mais de 30 membros. A molécula de referência quando se fala de "o" TGF β é, de facto, o TGFb-1. É a isoforma mais produzida em massa, não só nos grânulos α das plaquetas, mas também em geral durante o diálogo intercelular(28). In vitro, os seus efeitos são extremamente variados consoante a quantidade aplicada, o ambiente da matriz e o tipo de célula. Por exemplo, foi demonstrado que podia estimular a proliferação dos osteoblastos com a mesma facilidade com que provocava a sua inibição(29). Embora os seus efeitos em termos de proliferação sejam muito variáveis, para a grande maioria dos tipos de células, constitui o agente de fibrose mais potente de todas as citocinas(30). Por outras palavras, vai induzir uma síntese maciça de moléculas matriciais como o colagénio I e a fibronectina, quer pelos osteoblastos quer pelos fibroblastos(21).

Assim, embora os seus mecanismos de regulação sejam particularmente complexos, o TGFb-1 pode ser considerado como um regulador da inflamação através da sua capacidade de induzir a cicatrização fibrosa.

PDGFs: Estimulante de linhagens mesenquimatosas. Os PDGFs (factores de crescimento derivados das plaquetas) são reguladores essenciais para a migração, proliferação e sobrevivência das linhagens de células mesenquimatosas(31,32).De acordo com a distribuição dos seus receptores específicos, são capazes de induzir tanto a estimulação como a inibição do desenvolvimento destas células(33).

Esta posição do nó de regulação desempenha um papel fundamental durante o desenvolvimento embrionário e em todos os mecanismos de remodelação dos tecidos. Por esta razão, os PDGFs desempenham um papel crítico nos mecanismos de cicatrização fisiológica e na patogénese da aterosclerose e de muitas outras doenças fibroproliferativas (ex. neoplasia e fibrose pulmonar e renal)(34).

O eixo IGF: Agente protetor das células. Os factores de crescimento semelhantes à insulina (IGF) I e II são reguladores positivos da proliferação e da diferenciação da maior parte dos tipos de células, o que infelizmente inclui as células tumorais (que utilizam o sistema IGF para aumentar o seu potencial de sobrevivência)(35). Embora estas citocinas sejam mediadores da multiplicação celular, constituem o principal eixo de regulação da morte celular programada (apoptose), induzindo sinais de sobrevivência que protegem as células de muitos estímulos apoptóticos matriciais(36).

Richard J Miron et al (19) concluíram que a libertação de factores de crescimento demonstrada no PRP apresentava uma libertação precoce mais elevada de factores de crescimento, ao passo que o i-PRF apresentava níveis significativamente mais elevados de libertação total a longo prazo de PDGF-AA, PDGF-AB, EGF e IGF-1 após 10 dias. O PRP apresentou níveis mais elevados de TGF-β1 e VEGF aos 10 dias.

COMPONENTES ACTIVOS DA PRF ESSENCIAIS PARA A REPARAÇÃO DOS TECIDOS

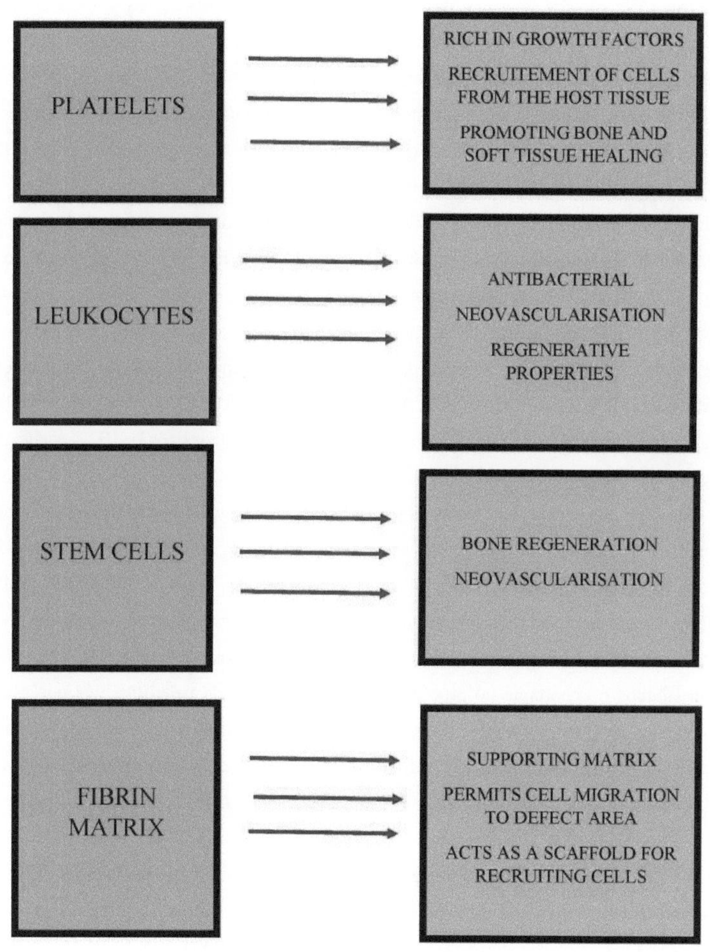

REJUVENESCIMENTO E CONCENTRADOS DE PLAQUETAS

Na estética, o foco é o envelhecimento da pele humana. O envelhecimento é atribuído a uma combinação de factores intrínsecos e extrínsecos. Estes factores influenciam e alteram a estrutura fisiológica da pele e das suas camadas das seguintes formas O ciclo da pele alonga-se à medida que envelhecemos, com uma lenta renovação epidérmica (37) em combinação com a aceleração da metaloproteinase da matriz (MMP) (Bowes 2012). A MMP é uma enzima que decompõe a matriz extracelular (colagénio, elastina e glicosaminoglicanos (GAGs)) (38). Três componentes essenciais constituem a maior parte e o sistema de suporte da matriz extracelular (ECM): colagénio, elastina e glicosaminoglicanos (GAGs)(39). O colagénio fornece a estrutura e a integridade da pele, consistindo em longas fibras de proteína e existem 29 tipos, mas a maioria do colagénio é do tipo I, III e V(39). A principal função do colagénio é dar força à pele e mantê-la unida(40). Os GAGs ligam-se à água e preenchem o espaço entre as fibras de colagénio e de elastina, aumentando a turgidez da pele(39). O colagénio depende do tipo de pele individual e de qualquer lesão na pele. A pele envelhecida tem fibras elásticas fragmentadas com colagénio diminuído e desproporcionado, especialmente nos tipos I e III. A quebra de GAG (substância que liga a água) resulta em secura da pele, laxidez e aumento das rugas. A renovação mais lenta das células da pele também afecta a cicatrização e a descamação, o que resulta num aspeto baço e irregular da pele(37). Histologicamente, a pele envelhecida tem uma junção dermo-epidérmica achatada, atrofia dérmica e menos fibroblastos (Shin, 2012). Um dos factores mais importantes na prevenção do envelhecimento da pele é visar os fibroblastos e o colagénio(41). A interação entre fibroblastos e queratinócitos, adipócitos e mastócitos é importante no processo de envelhecimento da pele, uma vez que estão carregados de ECM, proteínas, glicoproteínas, moléculas adesivas e citocinas (39). Esta interação produz moléculas que reforçam a interação celular e participam no eixo fibroblasto - queratinócito - endotélio que preserva a integridade e a juventude da pele.

Os vários factores de crescimento e citocinas que facilitam a acumulação de ECM e melhoram a proliferação e diferenciação celular são activados após a injeção no tecido alvo(41). Os fibroblastos dérmicos são a fonte de proteínas da matriz extracelular (MEC), glicoproteínas, moléculas adesivas e citocinas. Estratégias como o PRP e o i-PRF visam aumentar a síntese da MEC através da ativação dos fibroblastos(27). Os fibroblastos dérmicos desempenham um papel fundamental no processo de envelhecimento através das suas interações com queratinócitos, adipócitos e mastócitos(27). Os fibroblastos expressam numerosos receptores de superfície e podem detetar simultaneamente múltiplas moléculas que desencadeiam uma resposta comportamental. Os factores de crescimento, como o FGF1 e as citocinas, preservam a textura da pele e são importantes no processo de regeneração e proliferação das células cutâneas, incluindo a acumulação de proteína de colagénio tipo 1 alfa 1 na pele e a inibição dos danos cutâneos induzidos pelos raios UV. Por conseguinte, a elasticidade da pele também melhora consideravelmente. O plasma rico em células aumenta a expressão das proteínas MMP-1 e MMP-3 e pode provocar a remodelação das MMP através da estimulação da remoção de componentes da MEC foto-danificados e da indução da síntese de novo colagénio pelos fibroblastos, que, por sua vez, proliferam devido à sua estimulação. Além disso, a fibrina liga-se às plaquetas e ao ácido hialurónico. O ácido hialurónico estimula os fibroblastos. Acelera a produção de ácido hialurónico, o que, por sua vez, significa uma maior absorção de água e, consequentemente, um aumento do volume e do turgor da pele. O i-PRF é utilizado para estimular as camadas superficiais e profundas da derme. O i-PRF pode ser utilizado como substituto para melhorar a regeneração dos tecidos, acelerar a cicatrização de feridas e aumentar a síntese de colagénio.

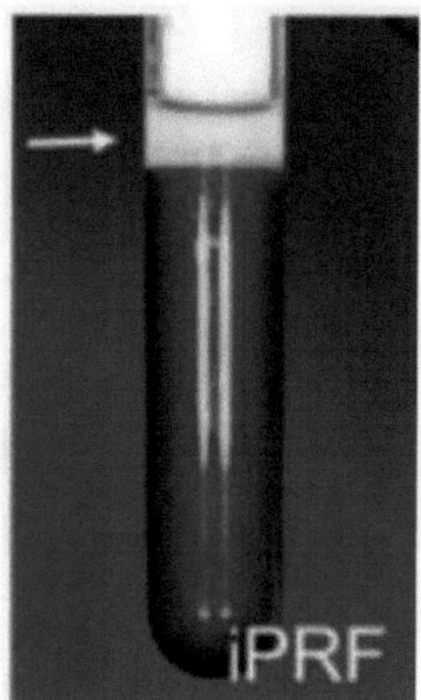

Figura 8: I-PRF

PROPRIEDADES BIOLÓGICAS DA I-PRF

Tal como mencionado anteriormente, a iPRF não é constituída por quaisquer anticoagulantes e mantém um estado líquido durante cerca de 15 minutos após a centrifugação(42), após o que se transforma num coágulo de fibrina(43). Após o passo de centrifugação, é possível observar subdivisões do material no interior do tubo e uma porção óbvia de iPRF (1 ml) no topo do tubo(43).

Ao obter o I-PRF, o sangue total é separado em três partes principais com base na camada de buffy coat: Uma parte superior amarela, uma parte intermédia da camada leucocitária e uma parte inferior contendo glóbulos vermelhos. O exame da i-PRF por SEM, realizado por Prakan Thanasrisuebwong et al(2019) (11), mostrou a arquitetura da rede de fibrina e os componentes celulares. Na i-PRF amarela, foi observada uma rede de fibrina densa com menos componentes celulares do que a i-PRF vermelha. Pelo contrário, a MEV mostrou que havia mais componentes celulares, tais como leucócitos, plaquetas e eritrócitos, no i-PRF vermelho em comparação com o i-PRF amarelo. Além disso, os numerosos eritrócitos estavam enredados na rede de fibrina. As formas destes eritrócitos eram normais, mas a rede de fibrina aparecia com uma densidade mais baixa e era menos organizada em comparação com o i PRF amarelo**(11).**

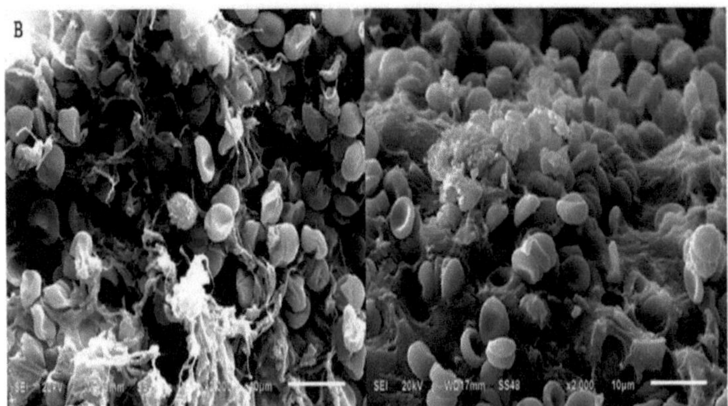

Figura 9: Imagens de microscópio eletrónico de varrimento de i-PRF utilizando diferentes métodos de fracionamento. Uma posição diferente da agulha de colheita deu origem a dois tipos de i-PRF: a i-PRF amarela e a vermelha. (**A**) A i-PRF amarela mostrou

uma rede de fibrina densa e altamente organizada. (**B**) Por outro lado, a i-PRF vermelha demonstrou mais componentes celulares de leucócitos, plaquetas e eritrócitos do que a i-PRF amarela.

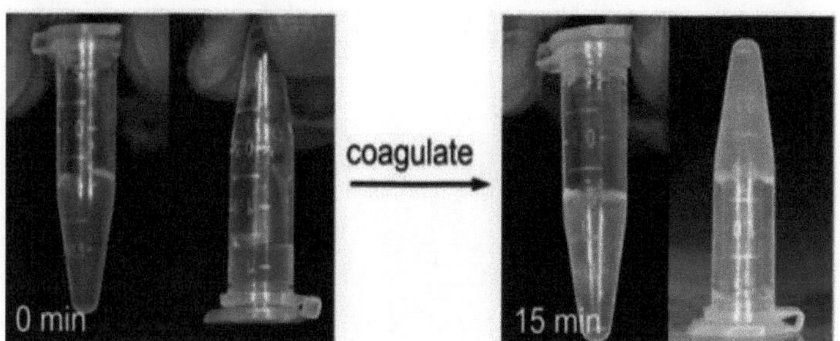

Figura 10: Coagulação do I-PRF

RESPOSTA CELULAR DO I-PRF

A iPRF tem a vantagem adicional de se agregar num coágulo de fibrina pouco tempo depois da injeção(44). Este material bioativo contém PDGF, VEGF, fator de crescimento transformador-β (TGF-β), etc. (19). Estes factores de crescimento desempenham um papel vital na migração, proliferação e vascularização das células para a regeneração dos tecidos. Os factores de crescimento da iPRF, como o PDGF e o TGF-β, provocam a quimiotaxia dos pré-osteoblastos para locais onde é necessária a remodelação óssea, e o processo quimiotático é seguido pela proliferação e diferenciação osteogénica.

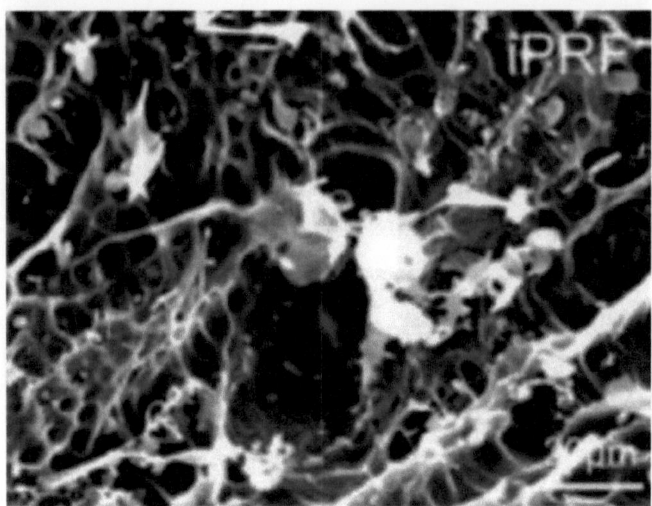

Figura 11: Imagem SEM tirada da I-PRF

MECANISMO DE ACÇÃO NA REGENERAÇÃO

Como já foi referido, o primeiro objetivo na regeneração de tecidos era separar os componentes plasmáticos para obter um concentrado rico em plaquetas. Posteriormente, observou-se que, para além das plaquetas, a inclusão de outros componentes, como os leucócitos, poderia melhorar o processo de cicatrização. Assim, os leucócitos libertam VEGF e TGF que, mais uma vez, melhoram a quimiotaxia e a angiogénese(45,46). Um concentrado autólogo completo com uma maior inclusão de leucócitos numa malha de fibrina (para atuar como scaffold) deverá aumentar o seu potencial osteogénico e antimicrobiano(47). No seguimento desta investigação, novos protocolos desenvolvidos parecem também substanciar o impacto biológico positivo da fibrina no suporte e migração das células, induzindo uma rápida regeneração dos tecidos. Para além disso, há também um aumento da produção de VEGF, TGF e citocinas anti-inflamatórias que vão mediar o processo inflamatório(47).

A IL-4 impulsiona a diferenciação das células Th num padrão Th2, induzindo a ativação e a proliferação das células B. Durante o processo inflamatório, regula negativamente a IL-1 e o fator de necrose tumoral α, induzindo a IL-10, outra citocina Th2. Induz o antagonista do recetor de IL-1, contribuindo para o controlo da dor pós-cirúrgica. A IL-6(48) é uma citocina pleiotrópica produzida por células como fibroblastos, células endoteliais, monócitos e macrófagos, induzindo também a diferenciação de células B e T. Está envolvida na resposta de fase aguda, não só partilhando algumas propriedades com a IL-1, mas também induzindo o recetor de IL-1 e um feedback negativo na cascata inflamatória(49).

ANÁLISE DAS PROPRIEDADES VISCOELÁSTICAS

Prakan Thanasrisuebwong et al analisaram as propriedades viscoelásticas das amostras de i-PRF utilizando a tromboelastometria rotacional. Foram analisados e registados digitalmente três parâmetros: tempo de formação do coágulo (CFT), ângulo α e firmeza máxima do coágulo (MCF). O CFT representa a velocidade a que se forma um coágulo sólido, que é influenciado principalmente pela função plaquetária, fibrinogénio e factores de coagulação. A CFT mede a duração desde o início do coágulo até este atingir a amplitude de 20 mm. O ângulo α é uma medida para observar a dinâmica da formação do coágulo, que representa a aceleração da formação da rede de fibrina e a quantidade de ligações cruzadas acumuladas. A MCF é uma medida da estabilidade do coágulo após o processo de polimerização. A CFT para o i-PRF amarelo foi mais curta do que para o i-PRF vermelho. O ângulo α foi mais elevado na i-PRF amarela em comparação com a i-PRF vermelha. A MCF também foi mais elevada na i-PRF amarela em comparação com a i-PRF vermelha(11).

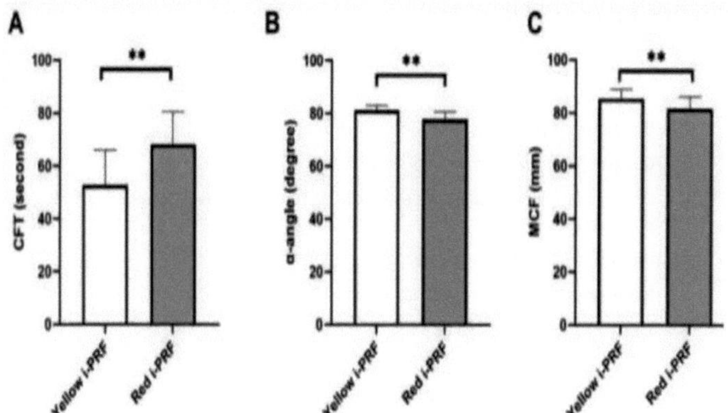

Figura 12: Análise de tromboelastometria rotacional que demonstra (**A**) o tempo de

formação do coágulo (CFT), (**B**) o ângulo α e (**C**) a firmeza máxima do coágulo (MCF) da fibrina plaquetária injetável amarela (i-PRF) e da i-PRF vermelha.

A reparação dos tecidos requer uma colaboração estratégica de todos os leucócitos, células epiteliais e endoteliais, fibroblastos e plaquetas. Na I-PRF de Choukron, o número de leucócitos inclui mais neutrófilos que também podem contribuir para um estado pró ou anti-inflamatório dos macrófagos que modulam a regeneração dos tecidos(47).

Os médicos devem prestar atenção às aplicações da i-PRF em combinação com outros materiais de enxerto. Para o manuseamento e a estabilidade da aplicação de materiais de enxerto, o amarelo e o vermelho podem proporcionar ao produto final de i-PRF um resultado semelhante. Para a utilização do i-PRF no reforço das propriedades biológicas, pode utilizar-se o i-PRF vermelho colhido da amostra com buffy coat, que liberta um nível mais elevado de factores de crescimento, em especial o PDGF(11).

CONCLUSÃO

A fibrina rica em plaquetas injetável demonstrou ter propriedades biológicas, mecânicas e físicas superiores, quando comparada com outros concentrados de plaquetas, como o PRP. A facilidade de fabrico constitui novamente uma enorme vantagem em relação ao PRP. Foram estas razões que levaram à sua utilização generalizada pelos clínicos em vários procedimentos, desde o enxerto ósseo ao rejuvenescimento da pele.

QUESTÕES DE INVESTIGAÇÃO:

1. Enumerar as propriedades físicas do I-PRF.
2. Coagulação e polimerização do I-PRF.
3. Determinar a composição e a estrutura da forma injetável dos concentrados de plaquetas.
4. Importância das plaquetas na cicatrização.
5. Papel das citocinas plaquetárias.
6. Caracterização biológica do I-PRF.

REFERÊNCIAS:

1. Ozsagir ZB, Saglam E, Sen Yilmaz B, Choukroun J, Tunali M. Fibrina rica em plaquetas injetável e microagulhamento para aumento gengival em fenótipo periodontal fino: Um ensaio clínico controlado e aleatório. J Clin Periodontol. 2020 Abr;47(4):489-99.

2. Pavlovic V, Ciric M, Jovanovic V, Trandafilovic M, Stojanovic P. Fibrina rica em plaquetas: noções básicas de acções biológicas e modificações de protocolo. Open Med. 2021 Jan 1;16(1):446- 54.

3. Borie E, Oliví DG, Orsi IA, Garlet K, Weber B, Beltrán V, et al. Aplicação de fibrina rica em plaquetas em medicina dentária: uma revisão da literatura. :8.

4. Hassan H, Quinlan DJ, Ghanem A. Fibrina rica em plaquetas injetável para rejuvenescimento facial: Um estudo prospetivo, num único centro. J Cosmet Dermatol. 2020;19(12):3213-21.

5. Pavlovic V, Ciric M, Jovanovic V, Stojanovic P. Platelet Rich Plasma: a short overview of certain bioactive components. Open Med. 2016 Aug 12;11(1):242-7.

6. Zhang J, Yin C, Zhao Q, Zhao Z, Wang J, Miron RJ, et al. Efeitos anti-inflamatórios da fibrina rica em plaquetas injetável através de macrófagos e células dendríticas. J Biomed Mater Res A. 2020;108(1):61-8.

7. Bai M-Y, Wang C-W, Wang J-Y, Lin M-F, Chan WP. Three-dimensional structure and cytokine distribution of platelet-rich fibrin. Clinics. 2017 Feb;72(2):116-24.

8. Arora R, Shukla S. Sangue inteligente de fibrina rico em plaquetas injetável com células estaminais para o tratamento da alopecia: Um Relatório de Três Pacientes. Int J Trichology. 2019;11(3):128-31.

9. Shah R. An Update on the Protocols and Biologic Actions of Platelet Rich Fibrin in Dentistry (Atualização dos protocolos e acções biológicas da fibrina rica em plaquetas em medicina dentária). Eur J Prosthodont Restor Dent. 2017 Jun 1;(25):64-72.

10. Bowen RAR, Remaley AT. Interferências dos componentes dos tubos de colheita de sangue nos ensaios de química clínica. Biochem Medica. 2014 Feb 15;24(1):31-44.

11. Thanasrisuebwong P, Surarit R, Bencharit S, Ruangsawasdi N. Influência dos métodos de fracionamento nas propriedades físicas e biológicas da fibrina rica em plaquetas injetável: An Exploratory Study. Int J Mol Sci. 2019 Abr 3;20(7):1657.

12. Agrawal AA. Evolução, estado atual e avanços na aplicação de concentrado de plaquetas em periodontia e implantologia. World J Clin Cases. 2017;5(5):159.

13. Choukroun J, Ghanaati S. A redução da força de centrifugação relativa dentro dos concentrados de fibrina rica em plaquetas injectáveis (PRF) avança as células inflamatórias, plaquetas e factores de crescimento dos próprios doentes: a primeira introdução ao conceito de centrifugação a baixa velocidade. Eur J Trauma Emerg Surg Off Publ Eur Trauma Soc. 2018 Feb;44(1):87-95.

14. Wend S, Kubesch A, Orlowska A, Al-Maawi S, Zender N, Dias A, et al. A redução da força centrífuga relativa influencia o número de células e a libertação de factores de crescimento em matrizes injectáveis à base de PRF. J Mater Sci Mater Med. 2017 Dec;28(12):188.

15. Shashank B, Bhushan M. Fibrina rica em plaquetas (PRF) injetável: O mais recente biomaterial e a sua utilização em várias condições dermatológicas na nossa prática: Uma série de casos. J Cosmet Dermatol. 2021 maio;20(5):1421-6.

16. Agrawal DR, Jaiswal PG. Fibrina rica em plaquetas injetável (i-PRF): A Gem in Dentistry. Int J Curr Res Rev. 2020;12(21):25-30.

17. Araújo A. Técnica de Preparação Histológica da Fibrina Rica em Plaquetas Injetável (I-Prf) Derivada do Sangue para Análises Microscópicas. J Cytol Histol. 2018 Jul 10;09.

18. Kobayashi M, Kawase T, Horimizu M, Okuda K, Wolff LF, Yoshie H. Uma proposta de protocolo para a preparação normalizada de membranas PRF para utilização clínica. Biologicals. 2012 Sep 1;40(5):323-9.

19. Miron RJ, Fujioka-Kobayashi M, Hernandez M, Kandalam U, Zhang Y, Ghanaati S, et al. Fibrina rica em plaquetas injetável (i-PRF): oportunidades na medicina dentária regenerativa? Clin Oral Investig. 2017 Nov;21(8):2619-27.

20. Varela HA, Souza JCM, Nascimento RM, Araújo RF, Vasconcelos RC, Cavalcante

RS, et al. Fibrina rica em plaquetas injetável: conteúdo celular, caraterização morfológica e proteica. Clin Oral Investig. 2019 Mar;23(3):1309-18.

21. Dohan DM, Choukroun J, Diss A, Dohan SL, Dohan AJJ, Mouhyi J, et al. Fibrina rica em plaquetas (PRF): Um concentrado de plaquetas de segunda geração. Parte II: Caraterísticas biológicas relacionadas com as plaquetas. Oral Surg Oral Med Oral Pathol Oral Radiol Endodontology. 2006 Mar;101(3):e45-50.

22. Stellos K, Kopf S, Paul A, Marquardt JU, Gawaz M, Huard J, et al. Platelets in regeneration. Semin Thromb Hemost. 2010 Mar;36(2):175-84.

23. Reese RJ. Plasma autólogo rico em plaquetas (PRP): o que é que sabemos? Conceitos importantes para a cirurgia de restauração capilar. Hair Transpl Forum Int. 2010 Jan 1;20(1):14-7.

24. Anitua E, Andia I, Ardanza B, Nurden P, Nurden AT. As plaquetas autólogas como fonte de proteínas para a cicatrização e regeneração de tecidos. Thromb Haemost. 2004 Jan;91(1):4-15.

25. Sambrano GR, Weiss EJ, Zheng YW, Huang W, Coughlin SR. Role of thrombin signalling in platelets in haemostasis and thrombosis (Papel da sinalização da trombina nas plaquetas na hemostase e trombose). Nature. 2001 Sep 6;413(6851):74- 8.

26. Anitua E, Andia I, Ardanza B, Nurden P, Nurden AT. As plaquetas autólogas como fonte de proteínas para a cicatrização e regeneração de tecidos. Thromb Haemost. 2004 Jan;91(1):4-15.

27. Kim DH, Je YJ, Kim CD, Lee YH, Seo YJ, Lee JH, et al. Pode o plasma rico em plaquetas ser utilizado para o rejuvenescimento da pele? Evaluation of Effects of Platelet-rich Plasma on Human Dermal Fibroblast (Avaliação dos efeitos do plasma rico em plaquetas nos fibroblastos dérmicos humanos). Ann Dermatol. 2011 Nov;23(4):424-31.

28. Schilephake H. Factores de crescimento ósseo na reconstrução do esqueleto maxilofacial. Int J Oral Maxillofac Surg. 2002 Oct;31(5):469-84.

29. Giannobile WV, Hernandez RA, Finkelman RD, Ryan S, Kiritsy CP, D'Andrea M, et al. Efeitos comparativos do fator de crescimento derivado das plaquetas-BB e do

fator de crescimento semelhante à insulina-I, individualmente e em combinação, na regeneração periodontal em Macaca fascicularis. J Periodontal Res. 1996 Jul;31(5):301-12.

30. Border WA, Noble NA. Transforming growth fator beta in tissue fibrosis. N Engl J Med. 1994 Nov 10;331(19):1286-92.

31. Rosenkranz S, Kazlauskas A. Evidence for distinct signaling properties and biological responses induced by the PDGF recetor alpha and beta subtypes. Growth Factors Chur Switz. 1999;16(3):201-16.

32. Lucarelli E, Beccheroni A, Donati D, Sangiorgi L, Cenacchi A, Del Vento AM, et al. Os factores de crescimento derivados das plaquetas aumentam a proliferação de células estaminais estromais humanas. Biomaterials. 2003 Aug;24(18):3095-100.

33. Heldin C-H. Indução simultânea de sinais estimulantes e inibitórios pelo PDGF. FEBS Lett. 1997 Jun 23;410(1):17-21.

34. Yu J, Ustach C, Kim H-RC. Platelet-derived growth fator signaling and human cancer (sinalização do fator de crescimento derivado das plaquetas e cancro humano). J Biochem Mol Biol. 2003 Jan 31;36(1):49-59.

35. Winkler R, Pasleau F, Boussif N, Hodzic D. [O sistema IGF: resumo e dados recentes]. Rev Med Liege. 2000 Jul;55(7):725-39.

36. Butt AJ, Firth SM, Baxter RC. O eixo IGF e a morte celular programada. Immunol Cell Biol. 1999 Jun;77(3):256-62.

37. Ganceviciene R, Liakou AI, Theodoridis A, Makrantonaki E, Zouboulis CC. Estratégias antienvelhecimento da pele. Dermatoendocrinol. 2012 Jul 1;4(3):308-19.

38. (PDF) Estudo comparativo da contagem de plaquetas: Fibrina Rica em Plaquetas Injetável (i-PRF)

Comparado com o Plasma Rico em Plaquetas (PRP). -Estudo laboratorial in vitro controlado [Internet]. [cited 2021 Jul 16]. Disponível em: https://www.researchgate.net/publication/339712179_Comparative_Study_of_Platelet_C ount_Injectable_Platelet_Rich_Fibrin_i-PRF_Compared_to_Platelet_Rich_Plasma_PRP_-

Controlled_in_vitro_laboratory_study

39. Shin J-W, Kwon S-H, Choi J-Y, Na J-I, Huh C-H, Choi H-R, et al. Mecanismos Moleculares do Envelhecimento Dérmico e Abordagens Antienvelhecimento. Int J Mol Sci. 2019 Abr 29;20(9):2126.

40. Glicosaminoglicanos (GAGs) [Internet]. [citado 2021 Jul 16]. Disponível em: https://www.truthinaging.com/ingredients/glycosaminoglycans

41. Banihashemi M, Nakhaeizadeh S. An introduction to application of platelet rich plasma (PRP) in skin rejuvenation (Introdução à aplicação do plasma rico em plaquetas (PRP) no rejuvenescimento da pele). Rev Clin Med. 2014 Abr 1;1(2):38-43.

42. Wang X, Zhang Y, Choukroun J, Ghanaati S, Miron RJ. Effects of an injectable plateletrich fibrin on osteoblast behavior and bone tissue formation in comparison to platelet-rich plasma. Platelets. 2018 Jan 2;29(1):48-55.

43. Mu Z, He Q, Xin L, Li Y, Yuan S, Zou H, et al. Efeitos da fibrina rica em plaquetas injetável na remodelação óssea em combinação com DBBM na elevação do seio maxilar: um estudo pré-clínico randomizado. Am J Transl Res. 2020 Nov 15;12(11):7312-25.

44. Abd El Raouf M, Wang X, Miusi S, Chai J, Mohamed AbdEl-Aal AB, Nefissa Helmy MM, et al. A fibrina rica em plaquetas injetável utilizando o conceito de centrifugação a baixa velocidade melhora a regeneração da cartilagem quando comparada com o plasma rico em plaquetas. Platelets. 2019 Feb 17;30(2):213-21.

45. Kawazoe T, Kim HH. Tissue augmentation by white blood cell-containing platelet-rich plasma. Cell Transplant. 2012;21(2-3):601-7.

46. Dohan Ehrenfest DM, Rasmusson L, Albrektsson T. Classification of platelet concentrates: from pure platelet-rich plasma (P-PRP) to leucocyte- and platelet-rich fibrin (L-PRF). Trends Biotechnol. 2009 Mar;27(3):158-67.

47. Caruana A, Savina D, Macedo JP, Soares SC. Do Plasma Rico em Plaquetas à Fibrina Rica em Plaquetas Avançada: Conquistas Biológicas e Avanços Clínicos na Cirurgia Moderna. Eur J Dent. 2019 May;13(02):280-6.

48. Kumar RV, Shubhashini N. Platelet rich fibrin: a new paradigm in periodontal regeneration (Fibrina rica em plaquetas: um novo paradigma na regeneração periodontal). Cell Tissue Bank. 2013 Sep;14(3):453-63.

49. Dohan DM, Choukroun J, Diss A, Dohan SL, Dohan AJJ, Mouhyi J, et al. Fibrina rica em plaquetas (PRF): Um concentrado de plaquetas de segunda geração. Parte III: Ativação de leucócitos: Uma nova caraterística dos concentrados de plaquetas? Oral Surg Oral Med Oral Pathol Oral Radiol Endodontology. 2006 Mar;101(3):e51-5.

Capítulo 5: BIOCOMPATIBILIDADE E RESPOSTA CELULAR

Em 2001, a fibrina rica em plaquetas (PRF) foi introduzida como uma fonte autógena de factores de crescimento sanguíneos que poderia servir de ferramenta para a regeneração de tecidos na medicina moderna(1). Os conceitos derivaram do facto de um concentrado de plaquetas de primeira geração, denominado plasma rico em plaquetas (PRP), estar a ser fortemente utilizado em vários campos da medicina, apesar de conter o aspeto negativo de conter anti-coagulantes, impedindo assim a cascata de coagulação completa importante para a cicatrização de feridas tecidulares(2-4). O PRF não contém quaisquer anticoagulantes e fornece uma matriz tridimensional de fibrina que pode ser utilizada como suporte para uma variedade de procedimentos, incluindo a função de membrana de barreira em procedimentos guiados de regeneração óssea e tecidular(5-7).

Desde a sua introdução,(8) o PRF tem sido extensivamente utilizado em medicina dentária para uma variedade de procedimentos, demonstrando a sua eficácia na gestão de alvéolos de extração(9), recessões gengivais(10-12), regeneração de defeitos intra-ósseos(13,14) e procedimentos de elevação do seio maxilar(7). As principais vantagens incluem a recolha de factores de crescimento completamente imunocompatíveis a custos relativamente baixos, sem anticoagulantes(15-18). Embora as primeiras experiências tenham revelado que o PRP continha elevadas concentrações de factores de crescimento autólogos (até 6-8 vezes superiores às concentrações sanguíneas normais), incluindo o fator de crescimento derivado das plaquetas (PDGF), o fator de crescimento endotelial vascular (VEGF) e o fator de crescimento transformador beta1 (TGF-β 1)(19), o PRF demonstrou desde então libertar factores de crescimento totais ainda mais elevados durante um período de tempo mais prolongado(20).

Uma das principais razões propostas para uma libertação mais lenta de factores de crescimento ao longo do tempo é a capacidade de a matriz de fibrina reter proteínas dentro da sua rede de fibrina, bem como conter células capazes de libertar mais factores de crescimento no seu microambiente circundante(6,21-24). Foi demonstrado que os leucócitos são células imunitárias muito importantes, capazes de dirigir e recrutar vários tipos de células durante o processo de cicatrização de feridas(25-27). Uma vez que se sabe que as forças de centrifugação elevadas deslocam as populações de células para o fundo dos tubos de colheita (enquanto o PRF é colhido do terço superior da camada), foi recentemente colocada a hipótese de que, ao reduzir a força G de centrifugação, se poderia conseguir um aumento do número de leucócitos no PRF. Desde então, foi demonstrado que, ao diminuir a força G da centrifugação, se observou um aumento do número total de leucócitos no PRF(28). Além disso, e de acordo com esta hipótese, foi ainda demonstrado que a libertação de vários factores de crescimento, incluindo PDGF, TGF-β1, VEGF, bem como o fator de crescimento epidérmico (EGF) e o fator de crescimento semelhante à insulina (IGF), era significativamente mais elevada no I-PRF(20).

BIOCOMPATIBILIDADE

Uma vez que o PRF não contém anti-coagulantes, forma um coágulo de fibrina poucos minutos após a colheita de sangue, que tem sido descrito e utilizado como um suporte tridimensional para a regeneração de tecidos(5-7). Apesar da sua total imunocompatibilidade, outras vantagens incluem uma angiogénese mais rápida dos tecidos, o que leva a uma cicatrização mais rápida das feridas (15-18). Por estas razões, o uso de PRF tem sido generalizado na cirurgia oral e continua a crescer exponencialmente em uso(29). Uma das principais limitações relatadas do PRF tem sido a sua combinação mais difícil com biomateriais ósseos, devido à sua consistência de andaime de fibrina, em oposição a uma formulação líquida/gel como a encontrada no PRP.

Foi introduzida uma alternativa para o PRP como uma modificação do PRF. Verificou-se que, ao diminuir a força G, uma maior percentagem de células, incluindo plaquetas e leucócitos, permanece no compartimento superior dos tubos de centrifugação, onde é recolhida uma forma autóloga, biocompatível e líquida de PRF, conhecida como fibrina rica em plaquetas injetável, i-PRF, fornecendo assim mais células capazes de ajudar na regeneração dos tecidos e na libertação de moléculas pró-regeneração de feridas (30).

Na aplicação, verificou-se que forma uma rede de fibrina pouco tempo depois da mistura e/ou revestimento do biomaterial ósseo, favorecendo a estabilidade do biomaterial durante os procedimentos regenerativos. O I-PRF é formulado por centrifugação a velocidades mais baixas (700 rpm, 60 g) durante apenas 3 minutos, pelo que deve ser utilizado no prazo de 15 minutos antes da formação do coágulo de fibrina(30).

RESPOSTA CELULAR

Choukroun e Ghanaati demonstraram que o I-PRF continha uma maior proporção de células, incluindo leucócitos, antes da formação de um coágulo de fibrina quando comparado com outros concentrados de plaquetas devido às baixas velocidades de centrifugação(28). Embora os leucócitos não se encontrem em todas as formulações de concentrado de plaquetas, são células imunitárias que demonstraram uma importância substancial durante a resposta de defesa do hospedeiro aos agentes patogénicos que chegam, bem como na assistência ao processo de cicatrização de feridas através da secreção de vários factores de crescimento(25-27). O i-PRF aumenta significativamente a bioatividade das células quando comparado com o PRP(30).

Por conseguinte, pensa-se que a combinação de i-PRF durante a colocação de implantes dentários provoca uma cicatrização mais rápida das feridas, especialmente nos tecidos conjuntivos. Pensa-se que a rutura dos tecidos moles é uma das principais razões associadas à peri-implantite e a capacidade do i-PRF para melhorar a síntese de colagénio durante a fase regenerativa melhoraria teoricamente a capacidade dos tecidos do hospedeiro para resistir aos agentes patogénicos bacterianos que chegam. Além disso, uma vez que o i-PRF contém leucócitos, a sua utilização para o tratamento e/ou gestão da doença peri-implantar é considerada útil, uma vez que se pensa que os leucócitos resistem/destroem ativamente os agentes patogénicos encontrados na peri-implantite(30).

A matriz de fibrina é uma arquitetura tridimensional complexa necessária para aumentar a espessura dos tecidos. É interessante notar que os avanços e o desenvolvimento de fibrina rica em plaquetas injetável utilizam os filamentos de fibrina recém-formados no plasma para prender as plaquetas e os leucócitos e libertar lentamente os factores de crescimento. Além disso, as plaquetas são activadas durante este processo e conduzem a uma incorporação substancial dos factores de crescimento das plaquetas e dos leucócitos na matriz de fibrina (31). Por conseguinte, as diferenças entre o PRP e o i-PRF residem na ativação das plaquetas, na libertação lenta de factores de crescimento e no maior teor de leucócitos. Dohan (2008)(32) continua a afirmar que os leucócitos desempenham um papel na proliferação, diferenciação, imunidade e infeção. No entanto, a principal vantagem da i-PRF é o facto de a matriz de fibrina ancorar as plaquetas.

Masako Fujioka-Kobayashi et al (2016) Numa primeira experiência de cultura de células, foi investigada a influência do PRF e do I-PRF na viabilidade celular de fibroblastos gengivais humanos. Verificou-se que todas as formulações de plaquetas apresentavam uma excelente biocompatibilidade celular, demonstrando, sobretudo, células com elevado nível de vida e muito poucas células apoptóticas observáveis. Por conseguinte, pode concluir-se a partir desta experiência que cada formulação de fibrina rica em plaquetas é totalmente biocompatível(8).

Xuzhu et al (2017) concluíram que, embora as formulações de plaquetas fossem extremamente biocompatíveis, exibindo altos níveis de viabilidade celular, verificou-se que o i-PRF aumentou significativamente a migração, proliferação e disseminação de células de fibroblastos gengivais humanos. Além disso, o i-PRF promoveu a libertação dos factores de crescimento PDGF e TGF-β, favoráveis à cicatrização de feridas, bem como a síntese de colagénio. Por conseguinte, a ausência de anti-coagulantes e a formulação natural do i-PRF demonstraram possuir um potencial regenerativo mais optimizado nas células.

O I-PRF foi produzido através da centrifugação do sangue periférico do doente, segregando os componentes sanguíneos necessários para a cicatrização de feridas, antes de o injetar novamente no doente. Além disso, não há adição de qualquer material, o que o torna 100% autólogo, tornando-o assim biocompatível. A utilização do I-PRF não provoca uma reação de corpo estranho e o papel das proteínas da matriz extracelular tem demonstrado contribuir positivamente para o processo de regeneração(33).

QUESTÕES DE INVESTIGAÇÃO:

1. Determinação da bioatividade de uma plataforma biodegradável autóloga na sua forma injetável.
2. Influência da IPRF na cicatrização de feridas e regeneração de tecidos.

REFERÊNCIAS:

1. Naik B, Karunakar P, Jayadev M, Marshal VR. Role of Platelet rich fibrin in wound healing (Papel da fibrina rica em plaquetas na cicatrização de feridas): Uma revisão crítica. J Conserv Dent. 2013;16(4):284-93.

2. Anfossi G, Trovati M, Mularoni E, Massucco P, Calcamuggi G, Emanuelli G. Influence of propranolol on platelet aggregation and thromboxane B2 production from platelet-rich plasma and whole blood. Prostaglandins Leukot Essent Fatty Acids. 1989 Abr;36(1):1-7.

3. Fijnheer R, Pietersz RN, de Korte D, Gouwerok CW, Dekker WJ, Reesink HW, et al. Ativação plaquetária durante a preparação de concentrados de plaquetas: uma comparação entre os métodos do plasma plaquetário e do buffy coat. Transfusion. 1990 Sep;30(7):634-8.

4. Marx RE. Plasma rico em plaquetas: evidência para apoiar a sua utilização. J Oral Maxillofac Surg. 2004 Abr;62(4):489-96.

5. Toffler M. Regeneração óssea guiada (GBR) utilizando pinos de osso cortical em combinação com fibrina rica em leucócitos e plaquetas (L-PRF). Compend Contin Educ Dent. 2014 Mar;35(3):192-8.

6. Lekovic V, Milinkovic I, Aleksic Z, Jankovic S, Stankovic P, Kenney EB, et al. Fibrina rica em plaquetas e mineral ósseo poroso bovino vs. fibrina rica em plaquetas no tratamento de defeitos periodontais intra-ósseos. J Periodontal Res. 2012 Aug;47(4):409-17.

7. Shivashankar VY, Johns DA, Vidyanath S, Sam G. Combinação de fibrina rica em plaquetas, hidroxiapatite e membrana PRF no tratamento de uma lesão periapical inflamatória de grandes dimensões. J Conserv Dent. 2013 May;16(3):261-4.

8. Fujioka-Kobayashi M, Miron RJ, Hernandez M, Kandalam U, Zhang Y, Choukroun J. Fibrina Rica em Plaquetas Optimizada com o Conceito de Baixa Velocidade: Libertação do Fator de Crescimento, Biocompatibilidade e Resposta Celular. Jornal de Periodontologia. 2017 Jan;88(1):112- 21.

9. Hoaglin DR, Lines GK. Prevenção de Osteíte Localizada em Sítios de Terceiros

Molares Mandibulares Usando Fibrina Rica em Plaquetas. Revista Internacional de Odontologia. 2013 Apr 4;2013:e875380.

10. Aroca S, Keglevich T, Barbieri B, Gera I, Etienne D. Avaliação clínica de um retalho coronalmente avançado modificado isolado ou em combinação com uma membrana de fibrina rica em plaquetas para o tratamento de recessões gengivais múltiplas adjacentes: um estudo de 6 meses. J Periodontol. 2009 Feb;80(2):244-52.

11. Agarwal SK, Jhingran R, Bains VK, Srivastava R, Madan R, Rizvi I. Patient-centered evaluation of microsurgical management of gingival recession using coronally advanced flap with platelet-rich fibrin or amnion membrane: Uma análise comparativa. Eur J Dent. 2016 Mar;10(1):121-33.

12. Padma R, Shilpa A, Kumar PA, Nagasri M, Kumar C, Sreedhar A. Um estudo controlado e aleatório de boca dividida para avaliar o efeito adjuvante da fibrina rica em plaquetas no retalho avançado coronalmente nos defeitos de recessão classe I e II de Miller. J Indian Soc Periodontol. 2013;17(5):631-6.

13. Agarwal A, Gupta ND, Jain A. Platelet rich fibrin combined with decalcified freeze-dried bone allograft for the treatment of human intrabony periodontal defects: a randomized split mouth clinical trail. Ata Odontol Scand. 2016;74(1):36-43.

14. Elgendy EA, Abo Shady TE. Avaliação clínica e radiográfica da hidroxiapatite nanocristalina com ou sem membrana de fibrina rica em plaquetas no tratamento de defeitos intra-ósseos periodontais. J Indian Soc Periodontol. 2015 Feb;19(1):61-5.

15. Panda S, Doraiswamy J, Malaiappan S, Varghese SS, Del Fabbro M. Efeito aditivo dos concentrados de plaquetas autólogos no tratamento de defeitos intra-ósseos: uma revisão sistemática e meta-análise. J Investig Clin Dent. 2016 Feb;7(1):13-26.

16. Albanese A, Licata ME, Polizzi B, Campisi G. Plasma rico em plaquetas (PRP) em cirurgia dentária e oral: da cicatrização de feridas à regeneração óssea. Immun Ageing. 2013 Jun 13;10(1):23.

17. Salamanna F, Veronesi F, Maglio M, Della Bella E, Sartori M, Fini M. Estratégias novas e emergentes na aplicação de plasma rico em plaquetas em procedimentos regenerativos músculo-esqueléticos: visão geral sobre questões ainda em aberto e perspectivas. Biomed Res Int. 2015;2015:846045.

18. Medina-Porqueres I, Alvarez-Juarez P. The Efficacy of Platelet-Rich Plasma Injection in the Management of Hip Osteoarthritis (A eficácia da injeção de plasma rico em plaquetas no tratamento da osteoartrite da anca): Um Protocolo de Revisão Sistemática. Musculoskeletal Care. 2016 Jun;14(2):121-5.

19. Peerbooms JC, van Laar W, Faber F, Schuller HM, van der Hoeven H, Gosens T. Use of platelet rich plasma to treat plantar fasciitis: design of a multi centre randomized controlled trial. BMC Musculoskeletal Disorders. 2010 Apr 14;11(1):69.

20. Kobayashi E, Flückiger L, Fujioka-Kobayashi M, Sawada K, Sculean A, Schaller B, et al. Libertação comparativa de factores de crescimento do PRP, PRF e PRF avançado. Clin Oral Investig. 2016 Dec;20(9):2353-60.

21. Panda S, Jayakumar ND, Sankari M, Varghese SS, Kumar DS. Fibrina rica em plaquetas e xenoenxerto no tratamento de defeitos intra-ósseos. Odontologia Clínica Contemporânea. 2014 Oct 1;5(4):550.

22. Pradeep AR, Rao NS, Agarwal E, Bajaj P, Kumari M, Naik SB. Avaliação comparativa da fibrina autóloga rica em plaquetas e do plasma rico em plaquetas no tratamento de defeitos intra-ósseos de 3 paredes na periodontite crónica: um ensaio clínico controlado e aleatório. J Periodontol. 2012 Dec;83(12):1499-507.

23. Sharma A, Pradeep AR. Tratamento de defeitos intra-ósseos de 3 paredes em pacientes com periodontite crónica com fibrina autóloga rica em plaquetas: um ensaio clínico controlado e aleatório. J Periodontol. 2011 Dec;82(12):1705-12.

24. Kumar RV, Shubhashini N. Platelet rich fibrin: a new paradigm in periodontal regeneration (Fibrina rica em plaquetas: um novo paradigma na regeneração periodontal). Cell Tissue Bank. 2013 Sep;14(3):453-63.

25. Barrick B, Campbell EJ, Owen CA. Leukocyte proteinases in wound healing: roles in physiologic and pathologic processes. Wound Repair Regen. 1999 Dec;7(6):410-22.

26. Martin P. Cicatrização de feridas - a procura da regeneração perfeita da pele. Science. 1997 Abr 4;276(5309):75-81.

27. Bielecki T, Dohan Ehrenfest DM, Everts PA, Wiczkowski A. The role of leukocytes from L-PRP/L-PRF in wound healing and immune defense: new perspectives. Curr

Pharm Biotechnol. 2012 Jun;13(7):1153-62.

28. Ghanaati S, Booms P, Orlowska A, Kubesch A, Lorenz J, Rutkowski J, et al. Advanced Platelet-Rich Fibrin: A New Concept for Cell-Based Tissue Engineering by Means of Inflammatory Cells (Um novo conceito para a engenharia de tecidos baseada em células através de células inflamatórias). Jornal de Implantologia Oral. 2014 Dec 1;40(6):679-89.

29. Marrelli M, Tatullo M. Influência do PRF na cicatrização de tecidos ósseos e gengivais. Avaliações clínicas e histológicas. Eur Rev Med Pharmacol Sci. 2013 Jul;17(14):1958- 62.

30. Wang X, Zhang Y, Choukroun J, Ghanaati S, Miron R. Behavior of Gingival Fibroblasts on Titanium Implant Surfaces in Combination with Injectable-PRF or PRP (Comportamento dos Fibroblastos Gengivais nas Superfícies de Implantes de Titânio em Combinação com PRP Injetável ou PRP). IJMS. 2017 Feb 4;18(2):331.

31. Dohan DM, Choukroun J, Diss A, Dohan SL, Dohan AJJ, Mouhyi J, et al. Fibrina rica em plaquetas (PRF): Um concentrado de plaquetas de segunda geração. Parte I: Conceitos tecnológicos e evolução. Oral Surgery, Oral Medicine, Oral Pathology, Oral Radiology, and Endodontology. 2006 Mar;101(3):e37-44.

32. Dohan Ehrenfest DM, Rasmusson L, Albrektsson T. Classification of platelet concentrates: from pure platelet-rich plasma (P-PRP) to leucocyte- and platelet-rich fibrin (L-PRF). Tendências em Biotecnologia. 2009 Mar;27(3):158-67.

33. Paduano F, Marrelli M, White LJ, Shakesheff KM, Tatullo M. Diferenciação odontogénica de células estaminais da polpa dentária humana em andaimes de hidrogel derivados de matriz extracelular óssea descelularizada e colagénio tipo I. PLoS One. 2016;11(2):e0148225.

Capítulo 6: LIBERTAÇÃO DO FACTOR DE CRESCIMENTO

A cicatrização de feridas é um processo evolutivamente conservado, complexo e multicelular que, na pele, tem como objetivo a restauração da barreira(1). A cicatrização de feridas é um processo complexo que envolve várias fases sobrepostas que incluem inflamação, formação de tecido de granulação, reepitelização, formação de matriz e remodelação. Este processo envolve os esforços coordenados de vários tipos de células, incluindo queratinócitos, fibroblastos, células endoteliais, macrófagos e plaquetas. A migração, a infiltração, a proliferação e a diferenciação destas células culminam numa resposta inflamatória, na formação de novos tecidos e, por fim, no encerramento da ferida. Este processo complexo é executado e regulado por uma rede de sinalização igualmente complexa que envolve numerosos factores de crescimento, citocinas e quimiocinas(1). De particular importância é

1. A família do fator de crescimento epidérmico (EGF)
2. família do fator de crescimento transformador beta (TGF-beta)
3. família do fator de crescimento dos fibroblastos (FGF)
4. fator de crescimento endotelial vascular (VEGF)
5. fator estimulador de colónias de macrófagos granulócitos (GM-CSF)
6. fator de crescimento derivado das plaquetas (PDGF)
7. fator de crescimento do tecido conjuntivo (CTGF)
8. família das interleucinas (IL)
9. família do fator de necrose tumoral alfa

Tendo em conta a utilização crescente da técnica PRF proposta por Choukroun em vários campos cirúrgicos, tornou-se imperativo determinar o conteúdo dos principais FGs plaquetários, conhecidos por serem fundamentais para a cascata de reparação de tecidos duros e moles(2).

Os componentes do sangue são libertados no local da ferida, activando a cascata de coagulação. O coágulo resultante induz a hemostase e fornece uma matriz para o influxo de células inflamatórias. As plaquetas desgranulam libertando grânulos alfa, que segregam factores de crescimento, tais como: fator de crescimento epidérmico (EGF), fator de crescimento derivado das plaquetas (PDGF) e fator de crescimento transformador beta (TGF-β). O PDGF, juntamente com citocinas pró-inflamatórias como a IL-1, são importantes para atrair neutrófilos para o local da ferida para remover bactérias contaminantes(3). Com a ajuda do TGF-β, os monócitos são convertidos em macrófagos, que desempenham um papel importante no aumento da resposta inflamatória e no desbridamento dos tecidos. Os macrófagos iniciam o desenvolvimento do tecido de granulação e libertam uma variedade de citocinas pró-inflamatórias (IL-1 e IL-6) e factores de crescimento (fator de crescimento de fibroblastos [FGF], EGF, TGF-β e PDGF)(1).

FACTORES DE CRESCIMENTO

Como explicado acima, o papel dos factores de crescimento na cicatrização é o que levou à formulação de concentrados de plaquetas. Um fator de crescimento é uma substância natural capaz de estimular o crescimento celular, a proliferação, a cicatrização e a diferenciação celular. Normalmente, trata-se de uma proteína ou de uma hormona esteroide. São importantes para a regulação de uma variedade de processos celulares(4). Normalmente, actuam como moléculas de sinalização entre as células. Exemplos disso são as citocinas e as hormonas que se ligam a receptores específicos na superfície das suas células-alvo(4). O fator de crescimento é por vezes utilizado indistintamente pelos cientistas com o termo citocina(4). O fator de crescimento foi descoberto pela primeira vez por Rita Levi-Montalcini, o que lhe valeu um Prémio Nobel da Fisiologia ou da Medicina(4).

As plaquetas no sangue contêm grânulos alfa, que por sua vez albergam os factores de crescimento como o PDGF, IGF-1, EGF e TGF-β, que iniciam a cicatrização de feridas atraindo e activando macrófagos, fibroblastos e células endoteliais(4).

Com a ajuda do fator de crescimento endotelial vascular (VEGF) e do FGF libertados pelas plaquetas, as células endoteliais proliferam e dá-se a angiogénese. Este processo é essencial para a síntese, deposição e organização de uma nova matriz extracelular (ECM). O FGF, o TGF-β e o PDGF permitem então a infiltração de fibroblastos. O TGF-β e o PDGF também iniciam alterações fenotípicas nestas células, convertendo os fibroblastos em miofibroblastos que se alinham ao longo dos bordos da MEC para gerar uma força constritiva, facilitando o encerramento da ferida(3).

Poucas horas após a lesão, inicia-se a reepitelização e a libertação de EGF, TGF-α e FGF actuam para estimular a migração e proliferação das células epiteliais. Este processo começa com a dissolução dos contactos célula-célula e célula-substrato, seguida da polarização e migração dos queratinócitos sobre a MEC provisória. Uma vez atingido o encerramento da ferida (100% de epitelização), os queratinócitos sofrem estratificação e diferenciação para restaurar a barreira(5,6).

A formação da matriz requer a remoção do tecido de granulação com revascularização. Uma estrutura de fibras de colagénio e elastina substitui o tecido de granulação. Esta estrutura é então saturada com proteoglicanos e glicoproteínas. Segue-se a remodelação dos tecidos, que envolve a síntese de novo colagénio mediada pelo TGF-β e a degradação do colagénio antigo pelo PDGF. O produto final deste processo é o tecido cicatricial.

O sucesso do processo de cicatrização de feridas depende de factores de crescimento, citocinas e quimiocinas envolvidos numa complexa integração de sinais que coordenam os processos celulares. Estes agentes são polipéptidos biologicamente activos que actuam para alterar o crescimento, a diferenciação e o metabolismo de uma célula-alvo. Podem atuar por mecanismos parácrinos, autócrinos, justácrinos ou endócrinos e afectam o comportamento celular em consequência da sua ligação a receptores específicos da superfície celular ou a proteínas da MEC. A ligação a estes receptores desencadeia uma cascata de eventos moleculares. O ponto final desta sinalização é a ligação de factores de transcrição a promotores de genes que regulam a transcrição de proteínas que controlam o ciclo celular, a motilidade ou os padrões de diferenciação.

TRANSFORMING GROWTH FACTOR BETA 1: Responsible for massive synthesis of fibronectin and collagen.

INSULIN LIKE GROWTH FACTORS 1 AND 2: Function as a cell multiplication mediator in apoptosis

PLATELET DERIVED GROWTH FACTORS: Responsible for regulation of proliferation , survival and migration of mesenchyme cell lineages

CYTOKINE VASCULAR ENDOTHELIAL GROWTH FACTOR: Responsible for starting of angiogenesis

INTERLEUKIN 1 (IL-1): Mediates inflammation control and Stimulates T helper cells

INTERLEUKIN-6 (IL-6): Activates T lymphocytes and differentiates B lymphocytes. Stimulates antibody secretion and supports chain reaction

INTERLEUKIN 4 (IL-4): Supports proliferation and differentiation of activated B-cells and healing by moderating inflammation

PRF GROWTH FACTORS

ACÇÃO BIOLÓGICA DE CADA FACTOR DE CRESCIMENTO

O papel e a concentração dos principais factores de crescimento e citocinas são analisados no quadro seguinte.

Tabela 6: **Principais factores de crescimento e citocinas que participam na cicatrização de feridas com tipos de células e respectivos papéis em feridas agudas e crónicas**

GROWTH FACTORS	CELLS	ACUTE WOUND	FUNCTION	CHRONIC WOUND
EGF	Platelets Macrophages Fibroblasts	Increased levels	Reepithelialisation	Decreased levels
FGF-2	Keratinocytes Mast Cells Fibroblasts Endothelial cells Smooth muscle cells Chondrocytes	Increased levels	Granulation tissue formation Reepithelialisation Matrix formation and remodelling	Decreased levels
TGF-β	Platelets Keratinocytes Macrophages Lymphocytes Fibroblasts	Increased levels	Inflammation Granulation tissue formation Reepithelialisation Matrix formation and remodelling	Decreased levels

PDGF	Platelets Keratinocytes Macrophages Endothelial cells Fibroblasts	Increased levels	Inflammation Granulation tissue formation Reepithelialisation Matrix formation and remodelling	Decreased levels
VEGF	Platelets Neutrophils Macrophages Endothelial cells Smooth muscle cells Fibroblasts	Increased levels	Granulation tissue formation	Decreased levels
IL-1	Neutrophils Monocytes Macrophages Keratinocytes	Increased levels	Inflammation Reepithelialisation	Increased levels
IL-6	Neutrophils Macrophages	Increased levels	Inflammation Reepithelialisation	Increased levels
TNF-α	Neutrophils Macrophages	Increased levels	Inflammation Reepithelialisation	Increased levels

I-PRF E FACTORES DE CRESCIMENTO

No i-PRF, os factores de crescimento são libertados a partir das plaquetas. A fibrina rica em plaquetas injetável (I-PRF) é um biomaterial de segunda geração, totalmente autólogo, derivado do sangue, com uma malha de fibrina tridimensional, como a de um coágulo de PRF, mantendo a natureza fluida, tal como o plasma rico em plaquetas (PRP). Juntamente com as plaquetas e os seus factores de crescimento, o PRF injetável contém predominantemente colagénio tipo 1, linfócitos e os seus factores de crescimento(7).

O I-PRF, tal como a maioria dos outros concentrados de plaquetas de segunda geração, tem todas as caraterísticas biológicas para induzir uma cicatrização óptima(8). O sucesso dos concentrados de plaquetas depende da concentração de plaquetas, do número/tipo de leucócitos aprisionados na membrana de fibrina e também da libertação de moléculas bioactivas nos locais de lesão que irão desencadear o processo regenerativo(9).

Os factores de crescimento libertados incluem o fator de crescimento endotelial vascular (VEGF), o fator de crescimento derivado de plaquetas (PDGF), o fator de crescimento transformador-β (TGF-β), o fator de crescimento epidérmico (EGF), o fator de crescimento semelhante à insulina (IGF-I), fator de crescimento dos hepatócitos (HGF), citocinas como a interleucina-1 (IL-1), a interleucina-6 (IL-6), a interleucina-4 (IL-4) e a interleucina-10 (IL-10), e moléculas quimiotácticas como a quimiocina ligando-5 (CCL-5) e a eotaxina(10). A concentração dos factores de crescimento libertados é quantificada por ELISA(11).

As propriedades biológicas do concentrado de plaquetas exploram a função das plaquetas na homeostase do organismo, nomeadamente, a coagulação da fibrina e a regeneração dos tecidos. Este potencial deve-se a factores de crescimento como o VEGF, o PDGF, o TGF-β, o EGF, o IGF-I e o HGF. Após a centrifugação, todos estes factores contribuem para a regeneração dos tecidos moles e duros e para a cicatrização de feridas após lesão tecidular(12,13).

Fator de crescimento endotelial vascular (VEGF). O VEGF é o mais potente e ubíquo dos promotores de crescimento vascular conhecidos.(14) Desempenha um papel direto no controlo dos comportamentos das células endoteliais, como a proliferação, a migração, a especialização ou, muito simplesmente, a sobrevivência(15). De facto, a simples presença desta citocina será suficiente para iniciar a angiogénese e a combinação das suas diferentes isoformas permitirá dirigir e refinar o plano de desenvolvimento do crescimento da rede(16).

O papel dos factores de crescimento presentes no PRF injetável é descrito no quadro seguinte.

Tabela 7: Propriedades dos factores de crescimento plaquetário

GROWTH FACTORS	BIOLOGICAL ACTION
VEGF	The VEGF was first mentioned by Ferrara and Gerber(17) as signalling protein, angiogenic and with specificity for the vascular endothelial cells, stimulating chemotaxis and endothelial cell proliferation. Nör et al(18) demonstrate that VEGF also regulates vascular permeability, the main process for the beginning of angiogenesis and also induces bone tissue regeneration. Thus, Di Alberti et alwrote that it is the main growth factor for tissue regeneration in dentistry implants application(19).
PDGF	This growth factor concentrates mainly in the platelets α- granules, liberated during the coagulation cascade. Its effect is dependent on other growth factors presence, inducing fibroblast, macrophages, and other leukocytes chemotaxis(20). According to Caplan and Correa(21), the target of PDGF is mainly the bone tissue inducing osteoblast chemotaxis, vascular regeneration, and fracture repairing. It is the first growth factor to be found in a wound, responsible for collagen synthesis in the connective tissue.
TGF-β	As referred by Miyazono(22), this factor as a role in the growth, proliferation, adhesion, and apoptosis of several cell types being a key player in the inflammatory process. It induces chemotaxis and mitogenesis of undifferentiated cells to the place of repair activating fibroblasts, osteoblasts, and chondroblasts proliferation. It induces the first step of repairing and extracellular matrix healing(23).

EGF	The EGF promotes chemotaxis and mitogenesis of epithelial, mesenchymal cells and fibroblasts also inducing tissue regeneration. It stimulates epithelial proliferation in peri-implantar tissues inducing the formation of the peri-implant junctional epithelium. Thus, its presence together with EGF from saliva increases in oral surgery(24)
IGF-I	As referred by Kurten et al,(25) IGF-I is synthetized by almost every tissue with increased concentrations in bone. It mediates growth, differentiation, and cellular transforming and stimulates osteoblasts. It is also involved in keratinocytes migration and wound healing(26)
HGF	This platelet growth factor regulates the migration and cellular morphogenesis having an important role in wound repair through its interaction with the mesenchymal epithelium(27).

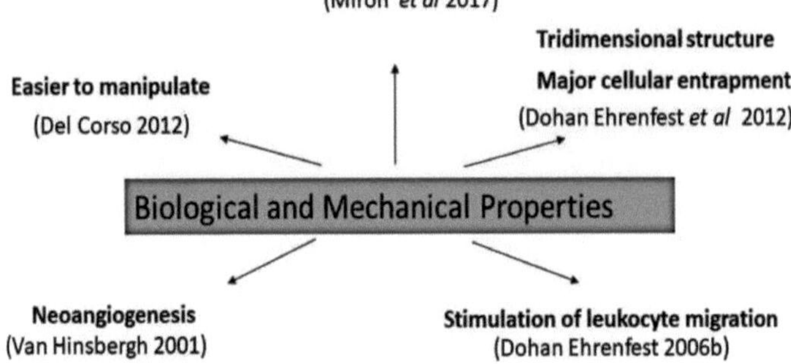

Figura 12: Fibrina; uma matriz autóloga

O conceito por detrás da produção de fibrina rica em plaquetas injetável é o conceito de baixa centrifugação, que nos ajuda a segregar os componentes do sangue e a obtê-lo numa forma líquida. A centrifugação é efectuada a baixa velocidade, o que resulta na preservação das plaquetas e dos leucócitos, permitindo uma maior colheita de células. Os leucócitos, juntamente com as plaquetas, desempenham um papel fundamental na cicatrização de feridas e na regeneração de tecidos (28), mas também impulsionam o processo de uma forma altamente eficaz (29). Os leucócitos, juntamente com as plaquetas, segregam diferentes factores de crescimento e citocinas pró-inflamatórias, além de mediarem a adesão endotelial, a migração, a proliferação e a formação de tecido de granulação (30). Por conseguinte, quando ocorre uma lesão tecidular, as plaquetas são activadas, mudam da forma de disco para dendrite e segregam diferentes factores de crescimento, como o fator de crescimento derivado das plaquetas (PDGF) e o fator de crescimento transformador β (TGFβ), essenciais para o início do processo inflamatório, mediando o recrutamento e a ativação de células imunitárias (leucócitos)(31) As plaquetas activadas agregam-se no local da lesão e formam um tampão plaquetário primário que, neste estado, ainda não é estável até aderirem ao fibrinogénio, formando uma matriz de fibrina(4).

Num estudo realizado por Choukroun em 2018 (32), a libertação do fator de crescimento e o número total de leucócitos e plaquetas foram analisados em relação à variação sistemática da exposição à força de centrifugação relativa (RCF). Os dados demonstraram que a redução da RCF de um intervalo elevado para um espetro baixo nas matrizes autólogas baseadas em PRF leva a um aumento significativo do número de leucócitos e plaquetas, bem como da concentração do fator de crescimento (VEGF e TGF-β1). Com base nestes resultados, postulamos que o conceito de centrifugação a baixa velocidade (LSCC) aumenta o potencial de regeneração das matrizes fluidas à base de PRF. Consequentemente, a redução da RCF através da aplicação da LSCC abre novas vias para matrizes PRF avançadas, nas quais a comunicação célula-célula entre as plaquetas e os leucócitos e a comunicação destas células no interior do tecido recetor pode resultar numa melhor cicatrização das feridas e numa melhor regeneração dos tecidos(33).

O conceito de centrifugação a baixa velocidade é fundamental para a preparação da forma líquida do i-PRF, bem como para criar um material rico em leucócitos, plaquetas e factores de crescimento, incluindo o fator de crescimento endotelial vascular (VEGF), o fator de crescimento transformador beta 1 (TGF-_1) e o fator de crescimento derivado das plaquetas

(PDGF), em comparação com a primeira geração de PRP derivado das plaquetas(11).

Com um tal conteúdo em citocinas-chave imunitárias (pró ou anti-inflamatórias) e angiogénese, o coágulo de I-PRF poderia ser considerado como um nó organizador imunitário. As suas capacidades de defesa contra as infecções seriam bastante significativas, quer pelas propriedades quimiotácticas destas citocinas, quer pela sua capacidade de facilitar o acesso ao local lesado (neovascularização)(34).

QUESTÕES DE INVESTIGAÇÃO:

1. Factores de crescimento importantes para a cicatrização de feridas.
2. Importância de cada fator de crescimento na cicatrização de feridas.
3. Descrever os factores de crescimento presentes no I-PRF, a sua libertação e o papel que desempenha na cicatrização de feridas.

REFERÊNCIAS:

1. Barrientos S, Stojadinovic O, Golinko MS, Brem H, Tomic-Canic M. Growth factors and cytokines in wound healing. Wound Repair Regen Off Publ Wound Heal Soc Eur Tissue Repair Soc. 2008 Oct;16(5):585-601.

2. Su CY, Kuo YP, Tseng YH, Su C-H, Burnouf T. Libertação in vitro de factores de crescimento da fibrina rica em plaquetas (PRF): uma proposta para otimizar as aplicações clínicas da PRF. Oral Surg Oral Med Oral Pathol Oral Radiol Endodontology. 2009 Jul;108(1):56-61.

3. Hantash BM, Zhao L, Knowles JA, Lorenz HP. Adult and fetal wound healing. Front Biosci J Virtual Libr. 2008 Jan 1;13:51-61.

4. Malan T, Woolley A. - Estudo laboratorial controlado in vitro :19.

5. Clark RAF. The Molecular and Cellular Biology of Wound Repair (A Biologia Molecular e Celular da Reparação de Feridas). Springer Science & Business Media; 2013. 624 p.

6. Raja null, Sivamani K, Garcia MS, Isseroff RR. Wound re-epithelialization: modulating keratinocyte migration in wound healing. Front Biosci J Virtual Libr. 2007 May 1;12:2849-68.

7. Shashank B, Bhushan M. Fibrina rica em plaquetas (PRF) injetável: O mais recente biomaterial e a sua utilização em várias condições dermatológicas na nossa prática: Uma série de casos. J Cosmet Dermatol. 2021 maio;20(5):1421-6.

8. Cabaro S, D'Esposito V, Gasparro R, Borriello F, Granata F, Mosca G, et al. O conteúdo de glóbulos brancos e plaquetas afecta a libertação de factores bioactivos em diferentes suportes derivados do sangue. Platelets. 2018 Jul;29(5):463-7.

9. Anitua E, Sánchez M, Zalduendo MM, de la Fuente M, Prado R, Orive G, et al. Resposta fibroblástica ao tratamento com diferentes preparações ricas em factores de crescimento. Cell Prolif. 2009 Apr;42(2):162-70.

10. Caruana A, Savina D, Macedo JP, Soares SC. Do Plasma Rico em Plaquetas à Fibrina Rica em Plaquetas Avançada: Conquistas Biológicas e Avanços Clínicos na Cirurgia

Moderna. Eur J Dent. 2019 May;13(02):280-6.

11. Thanasrisuebwong P, Surarit R, Bencharit S, Ruangsawasdi N. Influência dos métodos de fracionamento nas propriedades físicas e biológicas da fibrina rica em plaquetas injetável: An Exploratory Study. Int J Mol Sci. 2019 Abr 3;20(7):1657.

12. Stellos K, Kopf S, Paul A, Marquardt JU, Gawaz M, Huard J, et al. Platelets in regeneration. Semin Thromb Hemost. 2010 Mar;36(2):175-84.

13. Anitua E, Sánchez M, Nurden AT, Nurden P, Orive G, Andía I. New insights into and novel applications for platelet-rich fibrin therapies. Trends Biotechnol. 2006 May;24(5):227-34.

14. Zachary I. VEGF signalling: integration and multi-tasking in endothelial cell biology (Sinalização do VEGF: integração e multi-tarefas na biologia das células endoteliais). Biochem Soc Trans. 2003 Dec;31(Pt 6):1171-7.

15. Ruhrberg C. Growing and shaping the vascular tree: multiple roles for VEGF. BioEssays News Rev Mol Cell Dev Biol. 2003 Nov;25(11):1052-60.

16. Tiong A, Freedman SB. Terapia genética para doenças cardiovasculares: o potencial do VEGF. Curr Opin Mol Ther. 2004 Apr;6(2):151-9.

17. Ferrara N, Gerber HP. O papel do fator de crescimento endotelial vascular na angiogénese. Ata Haematol. 2001;106(4):148-56.

18. Nor JE, Christensen J, Liu J, Peters M, Mooney DJ, Strieter RM, et al. A regulação positiva de Bcl-2 em células endoteliais microvasculares aumenta a angiogénese intratumoral e acelera o crescimento tumoral. Cancer Res. 2001 Mar 1;61(5):2183-8.

19. Di Alberti L, Rossetto A, Albanese M, D'agostino A, De Santis D, Bertossi D, et al. Expressão do ARNm do Fator de Crescimento Endotelial Vascular (VEGF) no tecido ósseo saudável em redor de implantes e na peri-implantite. Minerva Stomatol. 2013 Apr;62(4 Suppl 1):1-7.

20. Schmidt MB, Chen EH, Lynch SE. A review of the effects of insulin-like growth fator and platelet derived growth fator on in vivo cartilage healing and repair. Osteoarthritis Cartilage. 2006 May;14(5):403-12.

21. Caplan AI, Correa D. PDGF na formação e regeneração óssea: novos insights sobre um novo mecanismo envolvendo MSCs. J Orthop Res Off Publ Orthop Res Soc. 2011 Dec;29(12):1795-803.

22. Miyazono K. Positive and negative regulation of TGF-beta signaling. J Cell Sci. 2000 Apr;113 (Pt 7):1101-9.

23. Zhao L, Jiang S, Hantash BM. O fator de crescimento transformador beta1 induz a diferenciação osteogénica das células estromais da medula óssea murina. Tissue Eng Part A. 2010 Feb;16(2):725-33.

24. Consolaro A, Carvalho RS, Francischone C, Consolaro MFM. Saucerização de implantes osseointegrados e planejamento de casos clínicos ortodônticos simultâneos [Internet]. 2010 [citado 2021 Jul 19]. Disponível em: https://www.semanticscholar.org/paper/Saucerization-of-osseointegrated-implants-and- de-Consolaro-Carvalho/99f5624dadacc6f35e6177b8b40d364e15dce1 f1

25. Kurten RC, Chowdhury P, Sanders RC, Pittman LM, Sessions LW, Chambers TC, et al. A coordenação da motilidade induzida pelo fator de crescimento epidérmico promove o encerramento eficiente da ferida. Am J Physiol Cell Physiol. 2005 Jan;288(1):C109-121.

26. Govoni KE. Insulin-like growth fator-I molecular pathways in osteoblasts: potential targets for pharmacological manipulation. Curr Mol Pharmacol. 2012 Jun;5(2):143-52.

27. Anitua E, Prado R, Sanchez M, Orive G. Plasma rico em plaquetas: Preparação e Formulação. Oper Tech Orthop. 2012 Mar 1;22:25-32.

28. Preparações ricas em plaquetas para melhorar a cicatrização. Parte II: Ativação e enriquecimento de plaquetas,

Leukocyte Inclusion, and Other Selection Criteria | Journal of Oral Implantology [Internet]. [cited 2021 Jul 19]. Disponível em: https://meridian.allenpress.com/joi/article/40/4/511/6578/Platelet-Rich-Preparations-to- Melhorar-Cura-Parte

29. Fibrina Rica em Plaquetas em Odontologia Regenerativa: Biological Background and Clinical Indications | Wiley [Internet]. Wiley.com. [cited 2021 Jul 19]. Available from:

https://www.wiley.com/en-us/Platelet+Rich+Fibrin+in+Regenerative+Dentistry%3A+Biological+Background+and+ Clinical+Indications-p-9781119406815

30. Adams RH, Alitalo K. Molecular regulation of angiogenesis and lymphangiogenesis (Regulação molecular da angiogénese e da linfangiogénese). Nat Rev Mol Cell Biol. 2007 Jun;8(6):464-78.

31. Martin P. Cicatrização de feridas - a procura da regeneração perfeita da pele. Science. 1997 Abr 4;276(5309):75-81.

32. Choukroun J, Ghanaati S. A redução da força de centrifugação relativa nos concentrados de fibrina rica em plaquetas (PRF) injetável avança as células inflamatórias, plaquetas e factores de crescimento dos próprios doentes: a primeira introdução ao conceito de centrifugação a baixa velocidade. Eur J Trauma Emerg Surg. 2018 Feb;44(1):87-95.

33. Choukroun J, Ghanaati S. A redução da força de centrifugação relativa nos concentrados de fibrina rica em plaquetas (PRF) injetável avança as células inflamatórias, plaquetas e factores de crescimento dos próprios doentes: a primeira introdução ao conceito de centrifugação a baixa velocidade. Eur J Trauma Emerg Surg Off Publ Eur Trauma Soc. 2018 Feb;44(1):87-95.

34. Dohan DM, Choukroun J, Diss A, Dohan SL, Dohan AJJ, Mouhyi J, et al. Fibrina rica em plaquetas (PRF): Um concentrado de plaquetas de segunda geração. Parte III: Ativação de leucócitos: Uma nova caraterística dos concentrados de plaquetas? Oral Surg Oral Med Oral Pathol Oral Radiol Endodontology. 2006 Mar;101(3):e51-5.

Capítulo 7: OBSERVAÇÕES CLÍNICAS

A fibrina rica em plaquetas (PRF) é um concentrado imunitário e plaquetário que reúne numa única membrana de fibrina todos os constituintes de uma amostra de sangue favoráveis à cicatrização e à imunidade(1,2). Embora as citocinas plaquetárias e leucocitárias desempenhem um papel importante na biologia deste biomaterial, a matriz de fibrina que as suporta constitui certamente o elemento determinante responsável pelo verdadeiro potencial terapêutico do PRF(3,4).

Para compreender o efeito biológico desta matriz de fibrina, é importante dividir as observações clínicas em 4 aspectos muito específicos da cicatrização: a angiogénese, o controlo imunitário, o aproveitamento das células estaminais circulantes e a proteção da ferida pela cobertura epitelial(5).

ANGIOGÉNESE, IMUNIDADE E COBERTURA EPITELIAL

Estas são as 3 chaves da cicatrização e da maturação dos tecidos moles. As membranas do PRF são capazes de apoiar simultaneamente o desenvolvimento destes 3 fenómenos.

A angiogénese consiste na formação de novos vasos sanguíneos no interior da ferida. Requer uma matriz extracelular para permitir a migração, a divisão e a mudança de fenótipo das células endoteliais. Foi claramente demonstrado que a matriz de fibrina conduz diretamente à angiogénese(5,6).

A propriedade de angiogénese da matriz de fibrina(7) é explicada pela estrutura tridimensional do gel de fibrina e pela ação simultânea de citocinas retidas nas malhas. Além disso, os principais factores solúveis da angiogénese, como o fator de crescimento fibroblástico *básico* (FGFb), o fator de crescimento endotelial vascular (VEGF), a angiopoietina e o fator de crescimento derivado das plaquetas (PDGF), estão incluídos no gel de fibrina. Alguns estudos(8,9) indicam que o FGFb e o PDGF podem ligar-se à fibrina com elevada afinidade. Por conseguinte, a indução direta da angiogénese pela fibrina poderia ser explicada pela ligação à fibrina de vários factores de crescimento diferentes.

Os modelos in vitro desenvolvidos por Nehl e Hermann(10) mostraram que a estrutura e as propriedades mecânicas do coágulo de fibrina são também factores importantes. A rigidez da matriz influencia consideravelmente a formação de capilares pelas células endoteliais em resposta à estimulação com FGFb ou VEGF. Estas diferenças na configuração da matriz de fibrina são cruciais para compreender as diferenças de cinética biológica entre a cola de fibrina, o plasma concentrado de plaquetas (cPRP), o PRF e o I-PRF.

A fibrina e os produtos de degradação do fibrinogénio (FDP) estimulam a migração dos neutrófilos e aumentam a expressão do recetor CD11c/CD18 na membrana. Este recetor permite a adesão do neutrófilo ao endotélio e ao fibrinogénio, bem como a transmigração dos neutrófilos(11).

Além disso, a fagocitose dos neutrófilos e o processo de degradação enzimática são modulados pelo FDP(12). Os monócitos chegam ao local da lesão mais tarde do que os neutrófilos. Foi demonstrado que a colonização da ferida por macrófagos é controlada pela fibronectina através das propriedades químicas e físicas da fibrina e por agentes quimiotácticos presos nas suas malhas(13).

A matriz de fibrina orienta a cobertura dos tecidos lesados, afectando o metabolismo das células epiteliais e dos fibroblastos. Em torno das margens da ferida, as células epiteliais perdem a sua polaridade basal e apical e produzem extensões basais e laterais em direção ao lado da ferida. As células migram subsequentemente na matriz transitória composta por fibrinogénio, fibronectina, tenascina e vitronectina. Esta migração assemelha-se mais a uma verdadeira degradação da matriz do que a uma simples translação. A fibrina, a fibronectina, o PDGF e os factores de crescimento transformadores (TGF-b) são essenciais para modular a expressão da integrina, a proliferação dos fibroblastos e a sua migração no interior da ferida(14).

Com estas considerações fundamentais, o PRF pode ser considerado como um biomaterial natural à base de fibrina favorável ao desenvolvimento de uma microvascularização e capaz de guiar a migração de células epiteliais para a sua superfície(5). Isto protege as feridas abertas e acelera a cicatrização. Além disso, esta matriz contém leucócitos e promove a sua migração. A sua utilização parece ser de grande interesse no caso de feridas infectadas(5).

Durante qualquer fenómeno de hemostase e de cicatrização, o coágulo de fibrina aprisiona as células estaminais circulantes trazidas para o local da lesão graças à neovascularização inicial. Instaladas na matriz de fibrina, estas células convergem para um fenótipo secretor, permitindo a restauração vascular e tecidular(15,16).

O PRF, como matriz de fibrina fisiológica, serve de rede para as células estaminais, especialmente quando se desenvolve uma angiogénese acelerada na membrana de fibrina(7).

FIBRINA RICA EM PLAQUETAS INJECTÁVEL E CICATRIZAÇÃO DE FERIDAS

A fibrina rica em plaquetas injetável (I-PRF) é um biomaterial de segunda geração, totalmente autólogo, derivado do sangue, com uma malha de fibrina tridimensional, como a de um coágulo de PRF, mantendo a natureza fluida, tal como o plasma rico em plaquetas (PRP). Juntamente com as plaquetas e os seus factores de crescimento, o PRF injetável contém predominantemente colagénio tipo 1, linfócitos e os seus factores de crescimento(17).

O plasma rico em plaquetas (PRP) tem sido utilizado na medicina dentária regenerativa como um concentrado supra-fisiológico de factores de crescimento autólogos capazes de estimular a regeneração dos tecidos. Apesar disso, foram expressas preocupações relativamente à utilização de anti-coagulantes, agentes conhecidos por inibir a cicatrização de feridas(18).

A libertação de factores de crescimento no PRP tem uma libertação precoce mais elevada de factores de crescimento, ao passo que o i-PRF apresentou níveis significativamente mais elevados de libertação total a longo prazo de PDGF-AA, PDGF-AB, EGF e IGF-1 após 10 dias. O PRP apresentou níveis mais elevados de TGF-β1 e VEGF aos 10 dias. Embora ambas as formulações apresentem uma elevada biocompatibilidade e uma maior migração e proliferação de fibroblastos, o i-PRF induziu uma migração significativamente mais elevada, enquanto o PRP demonstrou uma proliferação celular significativamente mais elevada. Além disso, o i-PRF apresenta níveis de ARNm significativamente mais elevados de TGF-β aos 7 dias, PDGF aos 3 dias e expressão de colagénio1 aos 3 e 7 dias, quando comparado com o PRP(18). O i-PRF demonstra a capacidade de libertar concentrações mais elevadas de vários factores de crescimento e induziu uma maior migração de fibroblastos e expressão de PDGF, TGF-β e colagénio1(18).

Os concentrados de plaquetas têm sido utilizados para tratar uma variedade de doenças desde há muito tempo, em diferentes ramos da medicina, especialmente na medicina dentária, na ortopedia e, atualmente, na dermatologia. Na dermatologia, o PRP (plasma rico em plaquetas) é um concentrado de plaquetas de primeira geração que está a ser utilizado há muito tempo em várias condições dermatológicas e estéticas com resultados variáveis(17).

Tem havido preocupações quanto à utilização de anticoagulantes no PRP, devido ao seu potencial de hipersensibilidade. O PRF injetável resolve esta preocupação e não requer a utilização de um anticoagulante, pelo que é um biomaterial totalmente autólogo, praticamente sem reacções de hipersensibilidade(17).

Verificou-se que o PRF injetável é útil no tratamento da alopecia androgenética, no rejuvenescimento da zona das olheiras, na correção temporária das pregas cutâneas faciais e na cicatrização de feridas e úlceras difíceis de tratar(17).

FIGURA 13: Alopécia androgénica tratada com fibrina rica em plaquetas injetável

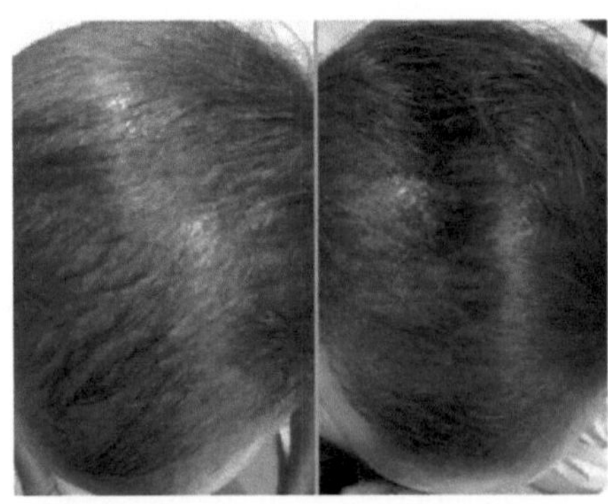

FIGURA 14: I-PRF utilizado para o rejuvenescimento da pele

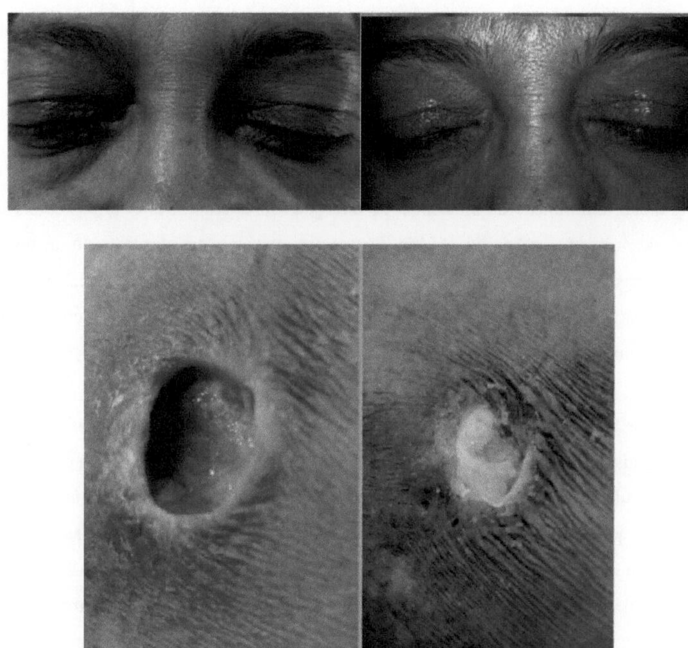

FIGURA 15: Úlcera a ser tratada com I-PRF

A propriedade única do I-PRF é o facto de permanecer em estado líquido durante um período de aproximadamente 20 minutos, após o qual ocorre a polimerização da fibrina e se forma uma membrana sólida. Possui uma rede tridimensional de fibrina que contém os componentes celulares distribuídos na malha. Isto ajuda a uma libertação lenta e medida dos factores de crescimento ao longo de um período de tempo, pelo que o efeito dura mais tempo (19), uma propriedade semelhante à da membrana PRF e que ajuda a reduzir o número de sessões.

O PRF injetável foi estudado histologicamente e mostrou leucócitos (principalmente linfócitos) e conglomerados de plaquetas, distribuídos uniformemente por toda a amostra analisada (20), ao contrário do coágulo de PRF, em que as células estão distribuídas de forma não uniforme (21).Também se verificou que a fibrina tridimensional produzida no

PRF injetável, juntamente com os factores de crescimento, forma um sistema de libertação controlada, que mantém uma bioatividade adequada durante o período de cicatrização (19). Esta propriedade torna o produto compatível e uma boa alternativa ao coágulo de PRF para o tratamento de feridas e úlceras que não cicatrizam, especialmente com uma grande área de superfície.

O PRP como injeção tem várias aplicações, tais como artroplastia do joelho, cirurgias de lifting facial, diminuição da incidência de infecções do esterno após cirurgias cardíacas, lesões desportivas, lesões de tendões/ligamentos, osteoartrite, cicatrização meniscal, alopecia, procedimentos regenerativos músculo-esqueléticos, acne, etc. (22,23). Todas estas aplicações se baseiam nas acções do fator de crescimento autólogo libertado pelas plaquetas contidas no PRP para impulsionar a cicatrização localizada(24).

Em estudos anteriores, observou-se que os factores de crescimento do PRF são libertados de forma sustentada durante um período mais longo, de 7 a 21 dias, e têm um efeito mais forte e duradouro na proliferação e diferenciação celular. A partir desta informação, pode deduzir-se que, como material bioativo, o PRF tem certamente várias vantagens sobre o PRP. Além disso, o PRF é desprovido dos inconvenientes relacionados com a trombina bovina, incluindo o desenvolvimento de anticorpos contra os factores V, XI e trombina e a possibilidade de coagulopatias potencialmente fatais(25). Por conseguinte, uma variedade injetável de PRF seria teoricamente uma alternativa superior ao PRP para as aplicações acima referidas(26).

O plasma rico em plaquetas tem sido utilizado como tratamento adjuvante da alopecia androgenética, devido à presença de vários factores de crescimento como o PDGF, o TGF-B, o VEGF, o EGF, o IGF-1, etc.(27). Verificou-se que o PRP injetável contém plaquetas e linfócitos B, monócitos, células estaminais e neutrófilos e factores de crescimento distribuídos numa rede tridimensional, o que também é considerado um fator importante na cicatrização, juntamente com células e factores de crescimento(28).

Além disso, o PRF injetável é um produto totalmente autólogo, pelo que as preocupações relativas à utilização de anticoagulante externo são inexistentes(17).

O PRF injetável também tem sido utilizado por nós no rejuvenescimento periorbital. A libertação lenta e consistente de factores de crescimento durante um período de tempo mais longo, a presença de colagénio e de células estaminais no produto, torna-o adequado para o rejuvenescimento(17).

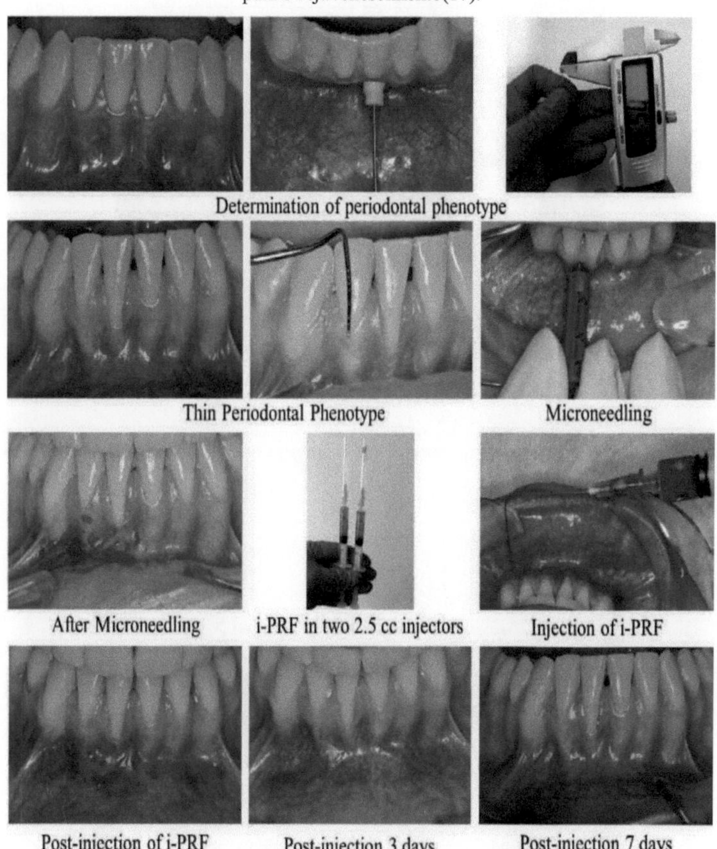

FIGURA 16:1-PRF utilizado para aumentar o fenótipo periodontal

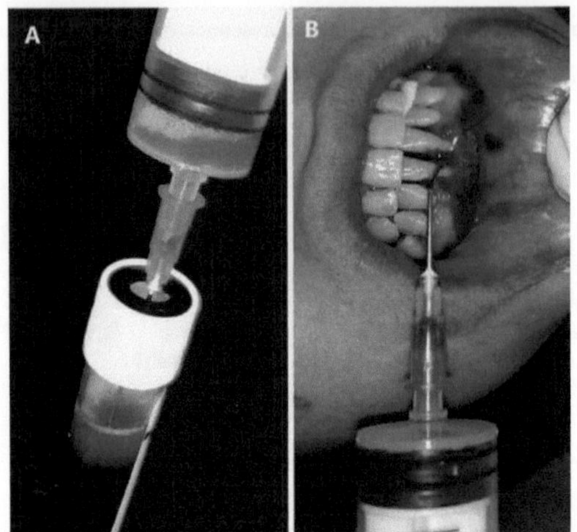

FIGURA 17: I-PRF obtido a ser aplicado na superfície da raiz

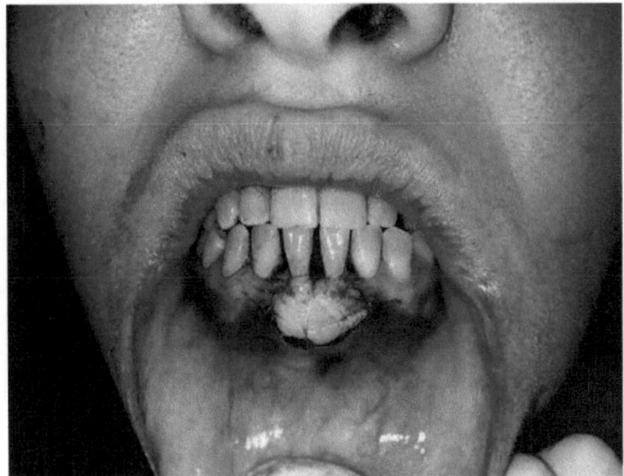

FIGURA 18: Sutura do enxerto gengival livre

O PRF injetável produz uma consistência semelhante a um gel após cerca de 20 minutos de injeção, que preenche as cavidades e linhas, embora temporariamente, com o efeito de preenchimento a durar cerca de 12-14 dias, após os quais diminui. Assim, também pode ser utilizado como preenchimento temporário em determinadas situações.

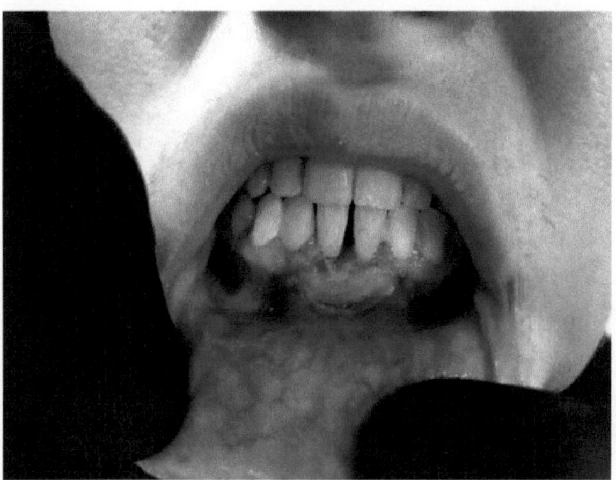

FIGURA 19: Resultado após a utilização do I-PRF, 10 dias após a cirurgia

A utilização de modalidades regenerativas em medicina dentária tornou-se um padrão de cuidados para muitos clínicos que trabalham na área da implantologia(18). Atualmente, tem sido utilizado para misturar com enxertos ósseos, o que, após a conclusão do processo de coagulação, forma uma consistência de gel-putty com as partículas de enxerto incorporadas no enxerto(29,30). O enxerto assim formado tem uma boa consistência trabalhável e leva a uma diminuição da lixiviação do enxerto, uma vez que este se encontra firmemente encapsulado na matriz de fibrina. A mistura do enxerto ósseo com i-PRF também proporciona o benefício da libertação de factores de crescimento no local recetor, que de outra forma não existiria num enxerto ósseo normal. Isto tem o potencial de converter qualquer enxerto osteocondutor em osteopromotivo (devido à presença de plaquetas e factores de crescimento), o que se traduziria numa formação óssea mais rápida e mais eficaz.

Num estudo realizado por Miron & colaboradores sobre a comparação entre o PRP e o i-PRF, verificou-se que, embora a libertação inicial de factores de crescimento, incluindo o PDGF-AA, o PDGF-AB, o EGF e o IGF-1, fosse superior no PRP, a libertação total dos factores ao fim de dez dias era significativamente superior no i-PRF. O PRP demonstrou níveis mais elevados de VEGF e TGF--b aos dez dias, em comparação com o i-PRF. O PRP e o i-PRF demonstraram uma compatibilidade tecidular semelhante, o PRP foi associado a uma maior proliferação celular, enquanto o i-PRF demonstrou uma maior migração celular. Além disso, em cultura de células, o i-PRF induziu significativamente a expressão de ARNm de TGF-β e colagénio-1 aos 7 dias.

Estes dados preliminares sugerem que o i-PRF pode ter propriedades biológicas comparativas ou ligeiramente superiores às do PRP(18).

AGLUTINAÇÃO DE I-PRF COM ENXERTO ÓSSEO

Outro tipo de enxerto que tem sido obtido com o i-PRF é o bloco de PRF. Para a sua preparação, o i-PRF é misturado com uma combinação de enxerto ósseo e coágulo de PRF triturado. Isto aumenta o volume do enxerto(26).

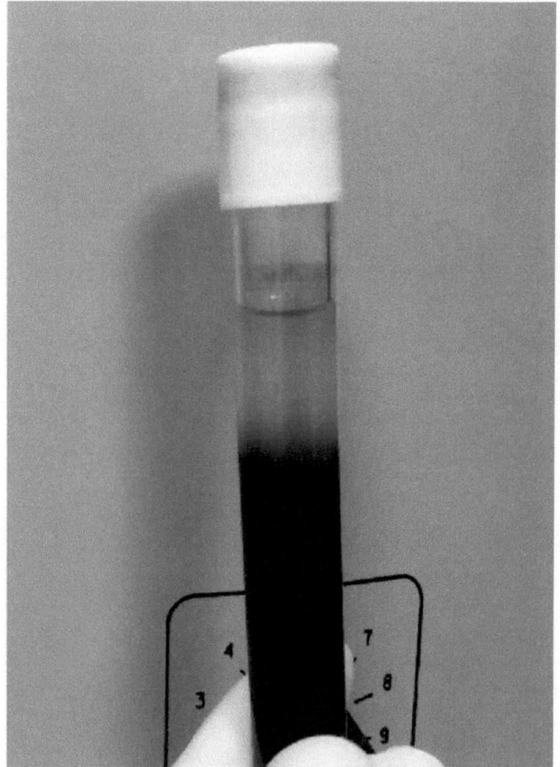

Figura 20: I-PRF obtido após centrifugação.

Para a aglutinação do i-PRF e para quantificar o seu tempo de polimerização foi utilizado um enxerto ósseo particulado de hidroxiapatita(30). Para preparar essa mistura, utilizou-se um tanque metálico para dispor o i-PRF. Após cinco minutos, adicionamos gradualmente as partículas de enxerto ósseo. Em 15 minutos, é possível observar o início da polimerização, estando o material pronto para uso no tempo total de 20 minutos, podendo ser retirado para a realização do enxerto ósseo(30).

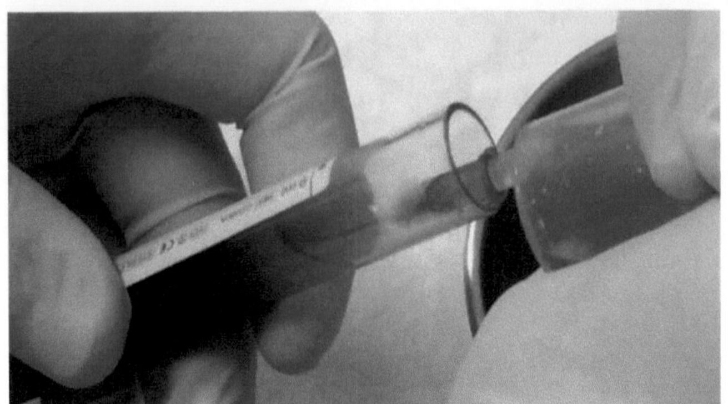

Figura 21: Recolha de I-PRF no tubo.

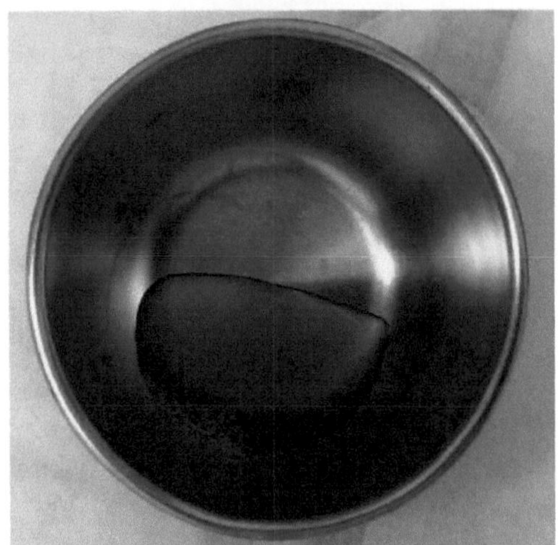

Figura 22: I-PRF dispensado num depósito metálico.

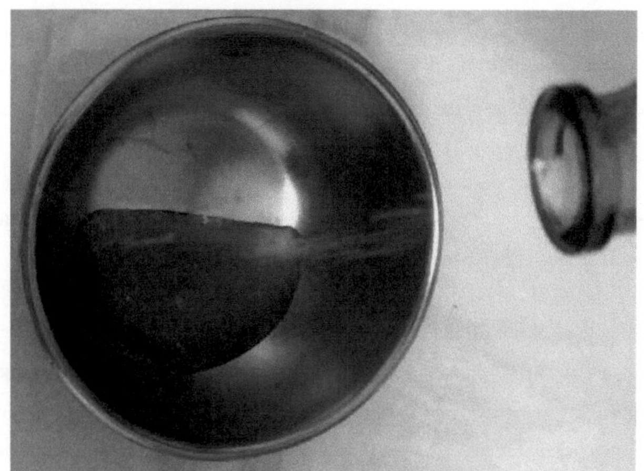

Figura 23: Aplicação lenta de osso

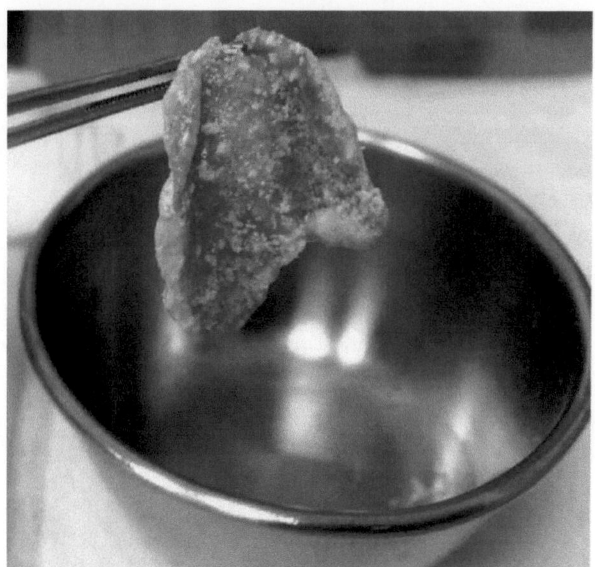

Figura 24: I-PRF polimerizado com o enxerto ósseo.

A possibilidade de ligação do i-PRF a biomateriais para enxertos ósseos cria uma alternativa ao PRP como agregado plaquetário para a regeneração óssea. O PRP é utilizado em procedimentos regenerativos devido à possibilidade de otimizar a formação óssea(31)

O I-PRF pode também retardar a migração epitelial através da sua infusão em membranas de barreira reabsorvíveis. Isto também fornecerá uma fonte localizada de factores de crescimento que acelerarão a maturação dos tecidos moles e duros(32).

A I-PRF é um poderoso biomaterial cicatrizante com capacidade regenerativa inerente e pode ser utilizada em vários procedimentos, tais como defeitos intra-ósseos periodontais, aumentos de cristas verticais/horizontais, preservação de cristas, tratamento de furca, defeitos peri-implantares, procedimentos de elevação do seio maxilar e, como aplicação no domínio da engenharia de tecidos, pode ser utilizada como suporte para células periosteais humanas *in vitro(33).* A utilização de i-PRF utilizando o conceito de centrifugação a baixa velocidade promoveu significativamente a atividade dos condrócitos e melhorou ainda mais a regeneração da cartilagem.

Por ser autógeno, diminui as chances de reações adversas ao material implantado, principalmente as imunomediadas, como ocorre com outros tipos de enxertos(34), o que o qualifica como uma opção viável nos procedimentos regenerativos.

QUESTÕES DE INVESTIGAÇÃO:

1. Potencial da I-PRF em medicina dentária.
2. Aplicações dermatológicas e ortopédicas da I-PRF.
3. Vantagens clínicas do I-PRF em comparação com o PRP.

REFERÊNCIAS:

1. Choukroun J, Adda F, Schoeffler C, Vervelle A. Uma oportunidade para a paroimplantologia: Le PRF. Implantodontie. 2001 Jan 1;42:55-62.

2. Choukroun J, Diss A, Simonpieri A, Girard M-O, Schoeffler C, Dohan SL, et al. Fibrina rica em plaquetas (PRF): Um concentrado de plaquetas de segunda geração. Parte V: Avaliações histológicas dos efeitos da PRF na maturação do aloenxerto ósseo no levantamento do seio maxilar. Cirurgia Oral, Medicina Oral, Patologia Oral, Radiologia Oral e Endodontologia. 2006 Mar;101(3):299-303.

3. Dohan DM, Choukroun J, Diss A, Dohan SL, Dohan AJJ, Mouhyi J, et al. Fibrina rica em plaquetas (PRF): Um concentrado de plaquetas de segunda geração. Parte III: Ativação de leucócitos: Uma nova caraterística dos concentrados de plaquetas? Oral Surgery, Oral Medicine, Oral Pathology, Oral Radiology, and Endodontology. 2006 Mar;101(3):e51-5.

4. Simonpieri A, Choukroun J, Girard MO, Ouaknine T, Dohan D. Implantação imediata pós-extração (IIPE): o interesse do PRF®. Implantodontie. 2004 Jul 1;13:177-89.

5. Choukroun J, Diss A, Simonpieri A, Girard M-O, Schoeffler C, Dohan SL, et al. Fibrina rica em plaquetas (PRF): Um concentrado de plaquetas de segunda geração. Parte IV: Efeitos clínicos na cicatrização de tecidos. Cirurgia Oral, Medicina Oral, Patologia Oral, Radiologia Oral e Endodontologia. 2006 Mar;101(3):e56-60.

6. Dvorak HF, Harvey VS, Estrella P, Brown LF, McDonagh J, Dvorak AM. Os géis contendo fibrina induzem a angiogénese. Implicações para a geração de estroma tumoral e cicatrização de feridas. Lab Invest. 1987 Dec;57(6):673-86.

7. van Hinsbergh VW, Collen A, Koolwijk P. Role of fibrin matrix in angiogenesis. Ann N Y Acad Sci. 2001;936:426-37.

8. Sahni A, Odrljin T, Francis CW. Ligação do fator de crescimento de fibroblastos básicos ao fibrinogénio e à fibrina. J Biol Chem. 1998 Mar 27;273(13):7554-9.

9. Feng X, Clark RA, Galanakis D, Tonnesen MG. A fibrina e o colagénio regulam diferencialmente as integrinas das células endoteliais microvasculares dérmicas humanas: estabilização do mRNA alphav/beta3 pela fibrina1. J Invest Dermatol. 1999

Dec;113(6):913-9.

10. Nehls V, Herrmann R. The configuration of fibrin clots determines capillary morphogenesis and endothelial cell migration. Microvasc Res. 1996 May;51(3):347-64.

11. Loike JD, Sodeik B, Cao L, Leucona S, Weitz JI, Detmers PA, et al. CD11c/CD18 em neutrófilos reconhece um domínio no terminal N da cadeia alfa A do fibrinogénio. Proc Natl Acad Sci U S A. 1991 Feb 1;88(3):1044-8.

12. Jennewein C, Tran N, Paulus P, Ellinghaus P, Eble JA, Zacharowski K. Novel Aspects of Fibrin(ogen) Fragments during Inflammation. Mol Med. 2011;17(5-6):568-73.

13. Lanir N, Ciano PS, Van de Water L, McDonagh J, Dvorak AM, Dvorak HF. Migração de macrófagos em matrizes de gel de fibrina. II. Efeitos do fator de coagulação XIII, da fibronectina e do teor de glicosaminoglicanos na migração celular. J Immunol. 1988 Apr 1;140(7):2340-9.

14. Gray AJ, Bishop JE, Reeves JT, Laurent GJ. As cadeias A alfa e B beta do fibrinogénio estimulam a proliferação de fibroblastos humanos. J Cell Sci. 1993 Feb;104 (Pt 2):409-13.

15. Bonucci E, Marini E, Valdinucci F, Fortunato G. Osteogenic response to hydroxyapatite- fibrin implants in maxillofacial bone defects. Eur J Oral Sci. 1997 Dec;105(6):557-61.

16. Marx RE, Carlson ER, Eichstaedt RM, Schimmele SR, Strauss JE, Georgeff KR. Plasma de plaquetas: Aumento do fator de crescimento para enxertos ósseos. Oral Surg Oral Med Oral Pathol Oral Radiol Endod. 1998 Jun;85(6):638-46.

17. Shashank B, Bhushan M. Fibrina rica em plaquetas (PRF) injetável: O mais recente biomaterial e a sua utilização em várias condições dermatológicas na nossa prática: Uma série de casos. J Cosmet Dermatol. 2021 maio;20(5):1421-6.

18. Miron RJ, Fujioka-Kobayashi M, Hernandez M, Kandalam U, Zhang Y, Ghanaati S, et al. Fibrina rica em plaquetas injetável (i-PRF): oportunidades na medicina dentária regenerativa? Clin Oral Invest. 2017 Nov;21(8):2619-27.

19. Thanasrisuebwong P, Surarit R, Bencharit S, Ruangsawasdi N. Influência dos métodos de fracionamento nas propriedades físicas e biológicas da fibrina rica em plaquetas injetável: An Exploratory Study. IJMS. 2019 Apr 3;20(7):1657.

20. Araújo A. Técnica de Preparação Histológica de Fibrina Rica em Plaquetas Injetável (I-Prf) Derivada do Sangue para Análises Microscópicas. Journal of Cytology & Histology. 2018 Jul 10;09.

21. Kobayashi M, Kawase T, Horimizu M, Okuda K, Wolff LF, Yoshie H. Uma proposta de protocolo para a preparação normalizada de membranas PRF para utilização clínica. Biologicals. 2012 Sep 1;40(5):323-9.

22. Jain NK, Gulati M. Plasma rico em plaquetas: um virtuoso da cura. Blood Res. 2016 Mar;51(1):3- 5.

23. Maria-Angeliki G, Alexandros-Efstratios K, Dimitris R, Konstantinos K. Platelet-rich Plasma as a Potential Treatment for Noncicatricial Alopecias. Int J Trichology. 2015 Jun;7(2):54-63.

24. Dohan Ehrenfest DM, Pinto NR, Pereda A, Jiménez P, Corso MD, Kang B-S, et al. The impact of the centrifuge characteristics and centrifugation protocols on the cells, growth factors, and fibrin architecture of a leukocyte- and platelet-rich fibrin (L-PRF) clot and membrane. Platelets. 2018 Mar;29(2):171-84.

25. He L, Lin Y, Hu X, Zhang Y, Wu H. Um estudo comparativo da fibrina rica em plaquetas (PRF) e do plasma rico em plaquetas (PRP) no efeito da proliferação e diferenciação de osteoblastos de rato in vitro. Oral Surgery, Oral Medicine, Oral Pathology, Oral Radiology, and Endodontology. 2009 Nov;108(5):707-13.

26. Shah R. An Update on the Protocols and Biologic Actions of Platelet Rich Fibrin in Dentistry (Atualização dos protocolos e acções biológicas da fibrina rica em plaquetas em medicina dentária). Jornal Europeu de Dentisteria Protética e Dentisteria de Restauro. 2017 Jun 1;(25):64-72.

27. Pavlovic V, Ciric M, Jovanovic V, Stojanovic P. Plasma rico em plaquetas: uma breve panorâmica de certos componentes bioactivos. Open Med (Wars). 2016;11(1):242-7.

28. Dohle E, El Bagdadi K, Sader R, Choukroun J, James Kirkpatrick C, Ghanaati S.

Matrizes à base de fibrina plaquetária para melhorar a angiogénese num modelo de co-cultura in vitro para a engenharia de tecidos ósseos. J Tissue Eng Regen Med. 2018 Mar;12(3):598-610.

29. Kim JY. Utilização de Ossos Enriquecidos com Factores de Crescimento Concentrados Autólogos (CGF)
Matriz de Enxerto (Sticky Bone) e Membrana de Fibrina enriquecida com CGF em Implantodontia. [cited 2021 Jul 22]; Disponível em: https://www.academia.edu/22262758/Utilization_of_Autologous_Concentrated_Gro wth_
Factores_CGF_Enriquecido_Matriz_de_enxerto_de_osso_e_Membrana_de_Fibrina_Enri quecida_por_CGF_em_Implantologia

30. Mourão CF de AB, Valiense H, Melo ER, Mourão NBMF, Maia MD-C. Obtenção de fibrina rica em plaquetas injetável (i-PRF) e sua polimerização com enxerto ósseo: nota técnica. Rev Col Bras Cir. 2015 Dec;42(6):421-3.

31. Chen T-L, Lu H-J, Liu G, Tang D-H, Zhang X, Pan Z-L, et al. Efeito do plasma plaquetário autólogo em combinação com mineral ósseo poroso bovino e membrana bio-guia na regeneração óssea em defeitos ósseos bicorticais da mandíbula. J Craniofac Surg. 2014 Jan;25(1):215-23.

32. Garg AK, Gargenese D, Peace I. Utilização de plasma rico em plaquetas para desenvolver uma membrana autóloga para a administração de factores de crescimento na terapia de implantes dentários. Dent Implantol Update. 2000 Jun;11(6):41-4.

33. Agrawal AA. Evolução, estado atual e avanços na aplicação de concentrado de plaquetas em periodontia e implantologia. WJCC. 2017;5(5):159.

34. Alijotas-Reig J, Fernández-Figueras MT, Puig L. Reacções adversas inflamatórias e imunomediadas relacionadas com preenchimentos dérmicos de tecidos moles. Semin Arthritis Rheum. 2013 Oct;43(2):241- 58.

Capítulo 8: REVISÃO DA LITERATURA

IMPORTÂNCIA DAS PLAQUETAS NA CICATRIZAÇÃO DE FERIDAS

Eduardo Anitua et al (2004)(1) afirmaram que as plaquetas são conhecidas pelo seu papel na hemostase, onde ajudam a evitar a perda de sangue nos locais de lesão vascular. Para tal, aderem, agregam-se e formam uma superfície pró-coagulante que leva à produção de trombina e à formação de fibrina. As plaquetas também libertam substâncias que promovem a reparação dos tecidos e influenciam a reatividade das células vasculares e de outras células sanguíneas na angiogénese e na inflamação. Contêm reservas de armazenamento de factores de crescimento, incluindo PDGF, TGF-β e VEGF, bem como de citocinas, incluindo proteínas como PF4 e CD40L. São também libertadas quimiocinas e metabolitos activos recentemente sintetizados. O facto de as plaquetas segregarem factores de crescimento e metabolitos activos significa que a sua utilização aplicada pode ter uma influência positiva em situações clínicas que exijam uma rápida cicatrização e regeneração dos tecidos. A sua administração em coágulo de fibrina ou cola de fibrina fornece um suporte adesivo que pode confinar a secreção a um local escolhido. Além disso, a apresentação de factores de crescimento ligados a plaquetas e/ou fibrina pode resultar numa maior atividade em relação às proteínas recombinantes. A cirurgia de implantes dentários com regeneração óssea guiada é uma situação em que um coágulo autólogo rico em plaquetas acelera claramente a ossificação após a extração dentária e/ou em torno de implantes de titânio. O resultado final é uma redução significativa do tempo necessário para a estabilização do implante e uma melhor taxa de sucesso. A cirurgia ortopédica, a reparação de músculos e/ou tendões, a reversão de úlceras cutâneas, a reparação de orifícios em cirurgia ocular e a cirurgia estética são outras situações em que as plaquetas autólogas aceleram a cicatrização.

Stellos et al (2010) (2) analisaram os recentes avanços na nossa compreensão de que as plaquetas são células reguladas e reguladoras distintas que contribuem imensamente para o processo de cicatrização desde a fase inicial até aos eventos tardios da regeneração dos tecidos. As plaquetas, como primeira resposta celular após a rutura da integridade vascular e/ou tecidular, cobrem qualquer lesão existente no nosso corpo. São abordadas, por exemplo, as acções intrínsecas das plaquetas enquanto células regenerativas, a participação das plaquetas nos processos angiogénicos e a interação entre as plaquetas e as células estaminais e progenitoras circulantes, bem como as potenciais implicações terapêuticas. Embora estejamos a começar a compreender os mecanismos subjacentes que ligam as plaquetas aos componentes da regeneração tecidular que acabámos de mencionar, há ainda muitos aspectos por elucidar. A necessidade de investir na investigação nesta área é sublinhada pelo facto de as plaquetas ou as moléculas derivadas das plaquetas serem já aplicadas em contextos clínicos como a regeneração do tecido conjuntivo, enquanto outros campos de investigação têm negligenciado largamente os efeitos das plaquetas para além da sua participação na cascata da coagulação. No entanto, a compreensão dos mecanismos que ligam as plaquetas à regeneração dos tecidos abrirá inevitavelmente novas opções na medicina regenerativa.

PLAQUETAS RICAS EM FACTORES DE CRESCIMENTO

E. Anitua et al (2008) (3) afirma que as preparações ricas em factores de crescimento (PRGF) libertam-nos, bem como proteínas bioactivas, em locais localizados, com o objetivo de desencadear processos de cicatrização e regeneração. O paradigma prevalecente sugere que a sua influência sobre a proliferação, a angiogénese e a síntese da matriz extracelular é mínima. Os investigadores examinaram as variações na sua composição e o impacto que têm nos diferentes fenótipos celulares. Dezasseis culturas de fibroblastos obtidas a partir de três locais anatómicos diferentes (pele, sinóvia e tendão) de 16 dadores foram expostas ao pool molecular libertado pelos scaffolds de PRGF, com quantidades crescentes de plaquetas. Avaliaram a proliferação celular, a secreção de factores de crescimento angiogénico (VEGF e HGF), a síntese de colagénio tipo I e de ácido hialurónico (AH), tendo em conta a dose de plaquetas e a origem anatómica das células. A atividade do fator de crescimento transformador beta na síntese do procolagénio tipo I e do AH foi examinada através da adição de TGF-β exógeno a preparações de plasma. Todas as preparações de plasma induziram uma resposta proliferativa significativa em comparação com as células não estimuladas ($P < 0,05$). A taxa máxima de proliferação foi obtida com PRGF com uma concentração de plaquetas 2 vezes ou 4 vezes superior. A exposição ao PRGF estimulou a síntese de VEGF exclusivamente nas células tendinosas ($P < 0,05$), que também exibiram um padrão diferente de produção de HGF ($P < 0,05$). O PRGF aumentou a síntese de HA ($P<0,05$), mas não alterou a produção de colagénio I. O

TGF-β secretado pelas plaquetas pode estar envolvido na síntese de AH, mas não na síntese de procolagénio tipo I.

FACTORES DE CRESCIMENTO E CITOCINAS

Barrientos et al (2008) (4) analisaram os papéis específicos dos factores de crescimento e das citocinas durante o processo de cicatrização de feridas. A cicatrização de feridas é um processo evolutivamente conservado, complexo e multicelular que, na pele, tem como objetivo a restauração da barreira. Este processo envolve os esforços coordenados de vários tipos de células, incluindo queratinócitos, fibroblastos, células endoteliais, macrófagos e plaquetas. A migração, a infiltração, a proliferação e a diferenciação destas células culminam numa resposta inflamatória, na formação de novos tecidos e, por fim, no encerramento da ferida. Este processo complexo é executado e regulado por uma rede de sinalização igualmente complexa que envolve numerosos factores de crescimento, citocinas e quimiocinas. De particular importância é a família do fator de crescimento epidérmico (EGF), a família do fator de crescimento transformador beta (TGF-β), a família do fator de crescimento de fibroblastos (FGF), o fator de crescimento endotelial vascular (VEGF), o fator estimulador de colónias de granulócitos e macrófagos (GM-CSF), o fator de crescimento derivado de plaquetas (PDGF), o fator de crescimento do tecido conjuntivo (CTGF), a família das interleucinas (IL) e a família do fator de nerose tumoral-α. Atualmente, os doentes são tratados com três factores de crescimento: PDGF- BB, bFGF e GM-CSF.

PLASMA RICO EM PLAQUETAS

Bisera Nikolovska et al (2021)(5) descreveu na sua revisão: a biologia das plaquetas e o seu papel no processo de cicatrização de feridas, a terminologia dos produtos ricos em plaquetas, a preparação do PRP, a ativação e a concentração do PRP, bem como a utilização do PRP na cirurgia plástica. A cicatrização de feridas é um processo dinâmico e fisiológico para restaurar a arquitetura normal e a funcionalidade do tecido danificado. O plasma rico em plaquetas (PRP) é um produto de sangue total autólogo que contém um grande número de plaquetas num pequeno volume de plasma com um conjunto completo de factores de coagulação, que se encontram em concentrações fisiológicas. O PRP tem propriedades hemostáticas e adesivas e actua de forma suprafisiológica no processo de cicatrização de feridas e osteogénese. As plaquetas desempenham um papel muito importante no processo de cicatrização de feridas, fornecendo factores de crescimento que aumentam a taxa e a qualidade da cicatrização de feridas através de muitos mecanismos diferentes. O PRP é utilizado em muitas especialidades cirúrgicas e no tratamento de feridas. Em contextos cirúrgicos, o PRP diminui a frequência das hemorragias intra e pós-operatórias nos locais do dador e do recetor, acelera a cicatrização dos tecidos moles, apoia a estabilidade inicial do tecido enxertado nos locais receptores em resultado da sua natureza coesiva e adesiva, promove a rápida vascularização do tecido em cicatrização através da administração de factores de crescimento e, quando utilizado em combinação com materiais de substituição óssea, induz a regeneração. O PRP aumenta a sobrevivência dos lipócitos e melhora o aspeto das cicatrizes através da estimulação das células estaminais mesenquimatosas.

APLICAÇÃO DO PRP

Y. Zhu et al (2013) (6) Os defeitos da cartilagem (CDs) e a doença articular mais comum, a osteoartrite (OA), são caracterizados pela degeneração da cartilagem articular que, em última análise, leva à destruição da articulação. As estratégias de tratamento actuais são inadequadas: nenhuma resulta no restabelecimento da cartilagem hialina totalmente funcional, com um prognóstico incerto a longo prazo. O plasma de plaquetas (PRP), uma fonte autóloga de factores obtida por centrifugação, possui várias funções. Para a cultura de MSCs e células de cartilagem, pode substituir o soro fetal bovino (FBS) com elevada eficiência e segurança. Melhora a regeneração das células da cartilagem quando adicionada a construções de engenharia de tecidos da cartilagem para reparar as cartilagens degenerativas e como terapia de injeção regenerativa para a OA. No entanto, continuam a existir desafios. Alguns dos factores de crescimento (GFs) presentes no PRP têm efeitos negativos na articulação com OA. Por conseguinte, é improvável que uma mistura de factores de crescimento, alguns dos quais têm efeitos negativos na articulação com OA, como os presentes no PRP, seja benéfica para a OA. Os estudos científicos de base, pré-clínicos e clínicos indicam coletivamente que o PRP é promissor no tratamento de lesões da cartilagem e da dor articular. Num ambiente de cultura, o PRP tem um efeito anabólico sobre os condrócitos e as células estaminais derivadas da medula óssea, com o consequente aumento da proliferação celular e da produção de matriz, bem como um efeito anti-inflamatório através da desregulação de vias de sinalização catabólicas conhecidas. Pode ser uma forma viável, segura e económica de induzir a diferenciação das MSC em condrócitos de forma integral e expandir as células da cartilagem in vitro. É um meio de cultura mais económico e eficaz que substitui o FBS. Quando adicionado a estruturas de engenharia de tecido cartilagíneo, pode melhorar a regeneração das células da cartilagem e reparar as CD. A aplicação de PRP para OA em ensaios clínicos mostrou resultados promissores a curto prazo (1e2 anos), embora a maioria destes estudos não fossem ensaios controlados aleatórios. No entanto, continuam a existir desafios (Quadro IV). Em primeiro lugar, a qualidade das plaquetas influencia a eficácia, incluindo o conteúdo de plaquetas, os leucócitos e a concentração de GF, uma vez que as preparações de PRP não têm critérios de seleção. A contagem de plaquetas no PRP pode variar de duas a várias vezes, dependendo da condição física, idade ou sexo do dador, o que leva a um tratamento com PRP instável e não repetível. Alguns dos FGs presentes no PRP, como o TGF-beta e o bFGF, têm efeitos negativos na articulação com OA, que diferem dos efeitos em articulações mais normais. Devido aos efeitos multifuncionais dos FG, a condrogénese das MSCs ou dos condrócitos expandidos in vitro pode não manter o fenótipo dos condrócitos, como a expressão de Col-I em vez de tipo II, a hipertrofia simultânea e a expressão de marcadores ósseos. Assim, a estimulação dirigida dos FGs pode ser considerada na cultura de MSCs e condrócitos para manter o fenótipo dos condrócitos. A inibição da osteogénese pelo PRP através da cooperação mútua com outras moléculas biológicas pode proporcionar novas formas rápidas, estáveis e controláveis de manter as caraterísticas morfológicas da cartilagem ou de promover a diferenciação condrogénica. Em segundo lugar, com a vasta gama de metodologias utilizadas em cada estudo e as numerosas formas de preparar o PRP, não podemos fornecer recomendações firmes relativamente ao tipo de PRP a utilizar e para que indicações. Os métodos de aplicação de plaquetas incluem a injeção líquida, o gel de PRP e a ligação com bio-scaffolds. Obviamente, com a injeção de líquido, é difícil obter o ambiente mecânico necessário para a formação de cartilagem; além disso, os andaimes implantados podem incorrer em riscos inesperados e não estarem integrados. Os papéis dos respectivos regimes de tratamento ainda têm de ser definidos, porque muitas das questões relativas aos mecanismos de ação do PRP continuam sem resposta.

Chen, Tie-Lou MD et al (2014) (7) investigaram o efeito do PRP autólogo no potencial osteogénico da combinação de mineral ósseo poroso bovino (BPBM) e membrana bio-guia (BGM) na promoção de defeitos ósseos bicorticais da mandíbula em coelhos. Foram criados um defeito ósseo bicortical circular na mandíbula em cada um de 54 coelhos, que foram divididos em 3 grupos: grupo 1: 18 dos defeitos foram deixados sem preenchimento como controlo negativo; grupo 2: 18 dos defeitos foram enxertados com PRP autólogo e

BPBM/BGM; grupo 3: 18 dos defeitos foram enxertados com BPBM/BGM sem PRP. Os animais foram mortos às 4, 8 e 12 semanas após a operação. O tecido colhido e os espécimes foram avaliados histológica e radiograficamente, e foi efectuada uma observação do metabolismo. Foram medidos os parâmetros histológicos associados às actividades dos osteoblastos, trabéculas ósseas, neovascularização, osso mineralizado recém-formado, enxertos rudimentares e formação de tecido conjuntivo. As densidades dos ossos às 4, 8 e 12 semanas foram estudadas por radiografia. O rácio de encerramento do defeito ósseo foi medido às 12 semanas. O parâmetro metabolizado ósseo fosfatase alcalina também foi medido e comparado entre 4, 8 e 12 semanas. A concentração de plaquetas do PRP é 4,19 a 4,43 vezes superior à do sangue total. A análise histológica mostrou nova formação óssea em todos os locais terapêuticos, incluindo enxertos de BPBM/BGM com ou sem PRP. Foi observada uma diferença estatisticamente significativa na formação de osso novo entre o grupo PRP/BPBM/BGM e o grupo BPBM/BGM. Os defeitos não tratados do grupo de controlo mostraram uma menor regeneração óssea. Verificou-se uma diferença significativa na densidade óssea entre o grupo PRP/BPBM/BGM e o controlo, e o grupo BPBM/BGM e o controlo, às 4, 8 e 12 semanas de pós-operatório. Verificou-se um maior preenchimento dos defeitos ósseos e os enxertos foram absorvidos às 12 semanas no grupo PRP/BPBM/BGM em comparação com o grupo BPBM/BGM. Os defeitos tratados com PRP/BPBM/BGM demonstraram um aumento significativo da atividade dos osteoblastos, um aumento da quantidade de mitocôndrias e do retículo endoplasmático rugoso nos osteoblastos e um aumento da concentração de fosfatase alcalina às 4, 8 e 12 semanas, em comparação com os tratados com BPBM/BGM e com o grupo de controlo. O rácio de encerramento completo dos defeitos ósseos tratados com 129 PRP/BPBM/BGM (50%) aumentou significativamente em comparação com os tratados com BPBM/BGM (16,6%). O estudo sugeriu que a combinação PRP de BPBM e BGM teve efeitos terapêuticos significativos em defeitos ósseos bicorticais da mandíbula de coelhos. Os efeitos estão associados à elevada concentração de plaquetas no PRP e à configuração porosa do BPBM. O PRP demonstrou resultados superiores de regeneração óssea.

CONCENTRADOS DE PLAQUETAS

David M. Dohan Ehrenfest (2009) (8) afirmou que a utilização tópica de concentrados de plaquetas é recente e a sua eficácia continua a ser controversa. Estão disponíveis várias técnicas para os concentrados de plaquetas; no entanto, as suas aplicações têm sido confusas porque cada método conduz a um produto diferente com uma biologia e utilizações potenciais diferentes. Os autores apresentam uma classificação dos diferentes concentrados de plaquetas em quatro categorias, consoante o seu teor de leucócitos e fibrina plasma puro rico em plaquetas (P-PRP), como o cell separator PRP, o Vivostat PRF ou o Anitua's PRGF; plasma rico em leucócitos e plaquetas (L-PRP), como o Curasan, Regen, lateltex, SmartPReP, PCCS, Magellan ou GPS PRP; fibrina pura rica em plaquetas (P-PRF), como o Fibrinet; e fibrina rica em leucócitos e plaquetas (L-PRF), como o PRF de Choukroun.

FIBRINA RICA EM PLAQUETAS

David M. Dohan et al (2006) (9) afirmaram que a fibrina rica em plaquetas (PRF) pertence a uma nova geração de concentrados de plaquetas orientados para uma preparação simplificada sem manipulação bioquímica do sangue. No seu artigo, descrevem a evolução concetual e técnica das colas de fibrina para os concentrados de plaquetas. Isto é necessário para a compreensão das tecnologias de fibrina e a avaliação das propriedades bioquímicas de 3 gerações de aditivos cirúrgicos, respetivamente adesivos de fibrina, plasma concentrado rico em plaquetas (cPRP) e PRF. De facto, a arquitetura tridimensional da fibrina está profundamente dependente de processos de polimerização clínicos artificiais, como a adição maciça de trombina bovina. Atualmente, a polimerização lenta durante a preparação do PRF parece gerar uma rede de fibrina muito semelhante à natural. Esta rede conduz a uma migração e proliferação celular mais eficiente e, consequentemente, à cicatrização.

David M. Dohan et al (2006) (10) investigaram as caraterísticas associadas às plaquetas do PRF. Durante o processamento do PRF por centrifugação, as plaquetas são activadas e a sua desgranulação maciça implica uma libertação de citocinas muito significativa. As citocinas plaquetárias do plasma rico em plaquetas concentrado já foram quantificadas em muitas configurações tecnológicas. Para efetuar um estudo comparativo, os investigadores começaram por quantificar o PDGF-BB, o TGFb-1 e o IGF-I no sobrenadante do PPP (plasma pobre em plaquetas) e no soro do exsudado do coágulo de PRF. Estas análises iniciais revelaram que a polimerização lenta da fibrina durante o processamento do PRF leva à incorporação intrínseca de citocinas plaquetárias e cadeias glicónicas nas malhas de fibrina. Este resultado implicaria que o PRF, ao contrário dos outros concentrados de plaquetas, seria capaz de libertar progressivamente citocinas durante a remodelação da matriz de fibrina; tal mecanismo poderia explicar as propriedades cicatrizantes clinicamente observadas do PRF.

David M. Dohan et al (2006) (11) investigaram as caraterísticas imunitárias do PRF. Durante o processamento do PRF, os leucócitos também podem segregar citocinas em reação aos fenómenos hemostáticos e inflamatórios induzidos artificialmente no tubo centrifugado. Por conseguinte, os investigadores comprometeram-se a quantificar 5 mediadores celulares significativos no sobrenadante do plasma pobre em plaquetas e no soro do exsudado do coágulo de PRF: 3 citocinas pró-inflamatórias (IL-1b, IL-6 e TNF-a), uma citocina anti-inflamatória (IL-4) e um promotor de crescimento chave da angiogénese (VEGF). Os nossos dados estão correlacionados com os obtidos no plasma (sangue não ativado) e no soro (sangue ativado). Estas análises iniciais revelaram que o PRF poderia ser um nó de regulação imunitária com capacidades de retrocontrolo da inflamação. Este conceito poderia explicar a redução das infecções pós-operatórias quando o PRF é utilizado como aditivo cirúrgico.

APLICAÇÃO DO PRF

Joseph Choukroun et al (2006) (12) determinaram os potenciais domínios de aplicação do PRF. O raciocínio está estruturado em torno de 4 eventos fundamentais da cicatrização, nomeadamente, a angiogénese, o controlo imunitário, a captura de células estaminais circulantes e a epitelização da cobertura da ferida. Todas as aplicações clínicas conhecidas do PRF destacam uma cicatrização acelerada dos tecidos devido ao desenvolvimento de uma neovascularização eficaz, um fecho acelerado da ferida com uma remodelação rápida do tecido cicatricial e uma ausência quase total de eventos infecciosos. Esta investigação inicial permite assim planear várias aplicações futuras do PRF, incluindo a cirurgia plástica e óssea, desde que os efeitos reais sejam avaliados de forma imparcial e rigorosa.

Agrawal (2017) (13) menciona que os concentrados de plaquetas (CP) [plasma rico em plaquetas (PRP) e fibrina rica em plaquetas (PRF)] são frequentemente utilizados para procedimentos cirúrgicos nos domínios médico e dentário, em especial na cirurgia oral e maxilofacial, na cirurgia plástica e na medicina desportiva. O objetivo de todas estas tecnologias é extrair de uma amostra de sangue todos os elementos que possam ser utilizados para melhorar a cicatrização e promover a regeneração dos tecidos. Os PC percorreram um longo caminho desde a sua primeira aparição em 1954 até aos T-PRF, A-PRF e i-PRF introduzidos recentemente. Estes PC encontram aplicações variadas e bem sucedidas em periodontia e implantologia. No entanto, a técnica de preparação, o tempo de permanência, o processo de transferência, a temperatura da centrífuga, vibração, etc., são os vários factores que explicam os resultados díspares relatados na literatura.

Voja Pavlovic et al (2021) (14) resumiram a evolução dos concentrados de plaquetas e as propriedades biológicas de diferentes modificações do procedimento PRF. A fibrina rica em plaquetas (PRF) representa a segunda geração de concentrados de plaquetas, que tem ganho cada vez mais notoriedade nos últimos anos para procedimentos regenerativos. Este aditivo biológico é completamente autólogo, fácil de preparar, tem um custo mínimo e possui uma libertação prolongada de factores de crescimento, juntamente com várias outras vantagens em relação aos concentrados de plaquetas preparados tradicionalmente. Desde a sua introdução, foram propostos vários protocolos para a preparação de PRF com diferentes quantidades de factores de crescimento e outras biomoléculas necessárias para a cicatrização de feridas. O processo de polimerização natural da rede de fibrina do PRF permite a arquitetura fisiológica da matriz de fibrina, o que reforça ainda mais as vantagens do PRF no processo de cicatrização. Devido à sua fácil produção e aos baixos custos, para além de representar um concentrado de plaquetas completamente autólogo, o PRF tem sido utilizado com êxito na medicina regenerativa. Utilizando diferentes métodos, é possível obter vários tipos de PRF, permitindo a versatilidade nas aplicações deste concentrado de plaquetas.

Yijiao Fan et al (2020) (15) concluíram que a fibrina rica em plaquetas (PRF) é um material autógeno derivado das próprias plaquetas de uma pessoa e é utilizado para melhorar a cicatrização de feridas e a regeneração de tecidos. Os concentrados de plaquetas têm sido aplicados em dermatologia, gestão da dor, medicina desportiva, cirurgia plástica, cirurgia cardíaca, urologia e também em medicina dentária. O PRF tem suscitado um interesse significativo na comunidade dentária devido às propriedades regenerativas propostas e à sua capacidade de ajudar na cicatrização de feridas. Propõe-se que o PRF tenha um efeito direto na melhoria da cicatrização de feridas de um doente, supersaturando a ferida com factores de crescimento que promovem a cicatrização dos tecidos. Clinicamente, o PRF é facilmente produzido na cadeira a partir do sangue do próprio doente. A natureza autóloga do PRF torna-o preferível a uma variedade de aloenxertos utilizados atualmente em medicina dentária. Por conseguinte, o PRF tem um potencial significativo para ser aplicável a todas as áreas da medicina dentária, incluindo as cirurgias orais e maxilofaciais.
Dr.Rucha Shah et al (2017) (16) na sua revisão, afirmaram que a fibrina rica em plaquetas (PRF) é um aditivo biológico cirúrgico que é preparado através da manipulação de sangue

autólogo. Evoluiu agora para se tornar um dos concentrados de plaquetas mais utilizados em medicina dentária. Quase substituiu a utilização do plasma rico em plaquetas (PRP) devido às suas vantagens, como o facto de ser 100% autógeno, a técnica fácil, a eficácia em termos de tempo e de custos, a libertação superior e prolongada de factores de crescimento. Tem várias aplicações em medicina dentária, incluindo o tratamento da recessão gengival e a regeneração óssea guiada em defeitos ósseos periodontais, peri-implantares e endodônticos. Desde a sua criação em 2001 por Choukroun & colaboradores, tem havido uma investigação aprofundada relativamente às suas aplicações clínicas, acções biológicas, várias modificações e optimizações de técnicas. Várias modificações do protocolo convencional como o PRF avançado, PRF injetável, lisado de PRF e PRF preparado com titânio.

C-L Wu et al (2012) (17) determinaram os efeitos da PRF na fixação celular, proliferação, Akt fosforilada, proteína de choque térmico 47 (HSP47) e expressão de lisil oxidase (LOX) em osteoblastos humanos. A fibrina rica em plaquetas (PRF) preparada pela técnica de Choukroun é derivada de uma preparação autógena de plaquetas concentradas sem qualquer manipulação. Verificou-se que a PRF aumenta o crescimento e a proliferação dos osteoblastos. No entanto, os mecanismos subjacentes ainda não são completamente compreendidos. Foi efectuada uma colheita de sangue de 10 voluntários saudáveis. A fixação e a proliferação celular foram medidas por ensaio colorimétrico com WST-1 e alamar blue em células U2OS da linha celular de osteoblastos humanos, respetivamente. O Western blot foi utilizado para avaliar a expressão de p-Akt, HSP47 e LOX. Verificou-se que o PRF, por si só, estimulava a fixação das células U2OS em comparação com os controlos não tratados ($p < 0,05$). Verificou-se que o PRF aumentou a proliferação de osteoblastos durante um período de incubação de 5 dias ($p < 0,05$). Verificou-se que o PRF aumentou a fosforilação da Akt de uma forma dependente do tempo ($p < 0,05$). As proteínas relacionadas com o colagénio HSP47 e LOX foram significativamente elevadas pela estimulação com PRF em comparação com os controlos não tratados ($p < 0,05$). Sugere-se que o PRF é capaz de aumentar a fixação e a proliferação de osteoblastos e, simultaneamente, de aumentar a produção de proteínas relacionadas com o colagénio. Estas acções combinadas promoveriam eficazmente a regeneração óssea.

Xuzhu Wang et al (2017) (18) propuseram que o plasma rico em plaquetas (PRP) foi utilizado durante muitos anos como um agente regenerativo capaz de induzir a vascularização de vários tecidos utilizando factores de crescimento derivados do sangue.

Apesar disso, os inconvenientes relacionados principalmente com a utilização adicional de anti-coagulantes encontrados no PRP demonstraram inibir o processo de cicatrização de feridas. Por estas razões, foi recentemente desenvolvido um novo concentrado de plaquetas sem aditivos, utilizando velocidades de centrifugação mais baixas. Os investigadores investigaram o comportamento dos osteoblastos desta nova terapia (fibrina rica em plaquetas injetável; i-PRF, 100% natural e sem aditivos) em comparação com o PRP tradicional. Os osteoblastos primários humanos foram cultivados com i-PRF ou PRP e comparados com plástico de cultura de tecidos de controlo. Foi efectuado um ensaio de vida/morte, um ensaio de migração, bem como um ensaio de adesão/proliferação celular. Além disso, a diferenciação dos osteoblastos foi avaliada por fosfatase alcalina (ALP), vermelho de alizarina e coloração de osteocalcina, bem como por PCR em tempo real para os genes que codificam Runx2, ALP, colagénio1 e osteocalcina. Os resultados mostraram que todas as células apresentaram taxas de sobrevivência elevadas ao longo de todo o período de estudo, independentemente das condições de cultura. Enquanto o PRP induziu um aumento significativo de 2 vezes na migração dos osteoblastos, o i-PRF demonstrou um aumento de 3 vezes na migração quando comparado com o plástico de cultura de tecidos de controlo e o PRP. Embora não tenham sido observadas diferenças na fixação das células, o i-PRF induziu uma taxa de proliferação significativamente mais elevada aos três e cinco dias, em comparação com o PRP. Além disso, o i-PRF induziu uma coloração ALP significativamente maior aos 7 dias e uma coloração com vermelho de alizarina aos 14 dias. Foi também observado um aumento significativo dos níveis de ARNm de ALP, Runx2 e osteocalcina, bem como da coloração imunofluorescente da osteocalcina no grupo do i-PRF, em comparação com o PRP. Em conclusão, os resultados do presente estudo favoreceram a utilização do i-PRF de formulação natural em comparação com o PRP tradicional com anticoagulantes.

FIBRINA RICA EM PLAQUETAS INJECTÁVEL

Xuzhu Wang et al (2017) (19) afirmaram que foram utilizadas várias estratégias para acelerar a regeneração dos tecidos utilizando moléculas bioactivas. Utilizaram uma nova formulação líquida de plaquetas preparada sem a utilização de anticoagulantes (fibrina rica em plaquetas injetável, i-PRF) que foi comparada com plasma rico em plaquetas (PRP) padrão com fibroblastos gengivais cultivados em superfícies de implante de titânio lisas e rugosas. O PRP padrão e o i-PRF (centrifugado a 700 rpm (60_ g) durante 3 min) foram comparados através de ensaios de biocompatibilidade, migração, adesão e proliferação de fibroblastos, bem como da expressão do fator de crescimento derivado das plaquetas (PDGF), do fator de crescimento transformador-β (TGF-β), do colagénio1 (COL1) e da fibronectina (FN). Os resultados demonstram que o i-PRF induziu uma migração celular significativamente mais elevada, bem como níveis mais elevados de ARN mensageiro (ARNm) de PDGF, TGF-β, colagénio1 e fibronectina quando comparado com o PRP. Além disso, a síntese de colagénio1 foi mais elevada no grupo i-PRF. Estes resultados demonstram que os concentrados de plaquetas líquidos podem ser formulados sem a utilização de anticoagulantes.

Jinglun Zhang et al (2019) (19) afirmaram que a resposta imunitária aos materiais de implantação desempenha um papel fundamental durante a inflamação local precoce e a regeneração ou restauração induzida por biomateriais. Foi desenvolvido um novo concentrado de plaquetas denominado i-PRF (fibrina rica em plaquetas injetável) sem quaisquer aditivos através de baixas velocidades de centrifugação. Investigaram os efeitos anti-inflamatórios da i-PRF nas células relacionadas com a resposta imunitária, especialmente macrófagos e células dendríticas, e descobriram que a i-PRF reduziu o fenótipo pró-inflamatório M1 dos macrófagos e activou as células dendríticas em torno do defeito muscular que foi injetado com suspensão bacteriana. Além disso, as experiências in vitro mostraram resultados semelhantes. O i-PRF eliminou, em certa medida, a resposta inflamatória causada pelo lipopolissacárido. Determinaram que o TLR4, um ativador da estimulação inflamatória, e o p-p65, um fator-chave pertencente à via de sinalização NF-κB clássica relacionada com a inflamação, podem ser inibidos pela utilização do i-PRF. Os resultados indicam o potencial papel anti-inflamatório do i-PRF durante a regeneração e o restauro.

Hugo de Almeida Varela et al (2018) (20) descrevem a técnica de preparação histológica da fibrina rica em plaquetas injetável (i-PRF) derivada do sangue para análises microscópicas. Amostras de sangue foram coletadas de 15 voluntários para preparar amostras de i-PRF. A diferença entre o protocolo experimental de preparação histológica do i-PRF e do tecido da mucosa oral foi elaborada na Etapa 1 - fixação, sendo 01 hora para fixação do i-PRF e 24 horas para o tecido da mucosa oral. Os outros passos do protocolo de preparação histológica utilizados para o processamento e coloração das amostras foram semelhantes aos utilizados para o tecido da mucosa oral. As amostras de tecido e de i-PRF foram analisadas por imunofluorescência, imunohistoquímica e histologia microscópica.

Na comparação entre a i-PRF e o tecido da mucosa oral, observou-se que ambos apresentavam semelhanças na morfologia e coloração das estruturas visualizadas. A técnica demonstra a regulação por imunomarcação do TGF-β do i-PRF. O VEGF foi totalmente detetável através da técnica de imunofluorescência aplicada ao i-PRF. O método mostrou uma vantagem fundamental na redução do tempo de fixação, uma vez que o tempo de fixação estabelecido para o tecido da mucosa oral é de pelo menos 24 horas. No caso do i-PRF, observou-se que a fixação foi de 01 hora, pelo que a redução do tempo de fixação apresenta uma vantagem na redução do tempo total de trabalho sem comprometer a qualidade das amostras analisadas. O método mostrou uma vantagem distinta na redução do tempo de fixação do i-PRF. Estas análises iniciais revelaram que a polimerização lenta durante a preparação do i-PRF gera um derivado do sangue com uma rede especial de fibrina rica em plaquetas e leucócitos, e a presença de imunocoloração para TGF-β e imunofluorescência de VEGF.

POTENCIAL REGENERATIVO DO I-PRF

Diksha R. Agrawal et al (2020) (21), na sua revisão, apresentaram as vantagens e utilizações em cirurgia regenerativa, juntamente com o processo de cicatrização. Explicaram como a fibrina rica em plaquetas é o concentrado de plaquetas mais inovador e mais comummente aplicado em medicina dentária. Surgiram várias modificações, mas a fibrina rica em plaquetas injetável (i-PRF) apresentou propriedades únicas. O objetivo de toda esta inovação é descobrir todos os componentes do sangue autólogo para elucidar a cicatrização e a aplicação na engenharia de tecidos. Estas i-PRF obtiveram resultados previsíveis e eficazes. A principal diferença entre o i-PRF e o PRF sólido é a velocidade e o tempo de centrifugação mais baixos do i-PRF. O i-PRF é a variedade líquida do PRF que pode acelerar os processos de cicatrização de feridas com o aumento da vascularização. Os benefícios do i-PRF mostram uma libertação lenta e sustentada de factores de crescimento, através da libertação da expressão do fator de crescimento transformador β e do ARNm do colagénio-1, juntamente com a migração das células. A utilização de agregados de plaquetas sob a forma injetável é comummente utilizada em ortopedia e cirurgias plásticas. Por ser autógeno, diminui as probabilidades de reacções adversas ao material implantado, em comparação com outras formas de enxerto, o que facilita uma melhor opção em procedimentos regenerativos. Observou-se que o i-PRF se revelou eficaz na cicatrização de feridas periodontais e na regeneração óssea.

Richard J. Miron et al (2017) (22) investigaram a formulação líquida de fibrina rica em plaquetas (PRF) denominada PRF injetável (i-PRF) sem o uso de anticoagulantes quanto ao seu potencial regenerativo. O PRP padrão e o i-PRF (centrifugado a 700 rpm (60G) durante 3 min) foram comparados quanto à libertação de factores de crescimento até 10 dias (8 amostras de dadores). Além disso, foi investigada a biocompatibilidade dos fibroblastos às 24 horas (ensaio vivo/morto), a migração às 24 horas, a proliferação aos 1, 3 e 5 dias e a expressão de PDGF, TGF-β e colagénio1 aos 3 e 7 dias. A libertação de factores de crescimento demonstrou que, em geral, o PRP tinha uma libertação precoce mais elevada de factores de crescimento, ao passo que o i-PRF apresentava níveis significativamente mais elevados de libertação total a longo prazo de PDGF-AA, PDGF-AB, EGF e IGF-1 após 10 dias. O PRP apresentou níveis mais elevados de TGF-β1 e VEGF aos 10 dias. Embora ambas as formulações apresentassem uma elevada biocompatibilidade e uma maior migração e proliferação de fibroblastos quando comparadas com o plástico de cultura de tecidos de controlo, o i-PRF induziu uma migração significativamente mais elevada, enquanto o PRP demonstrou uma proliferação celular significativamente mais elevada. Além disso, o i-PRF apresentou níveis de ARNm significativamente mais elevados de TGF-β aos 7 dias, PDGF aos 3 dias e expressão de colagénio1 aos 3 e 7 dias, em comparação com o PRP. Concluíram dizendo que o i-PRF demonstrou a capacidade de libertar concentrações mais elevadas de vários factores de crescimento e induziu uma maior migração de fibroblastos e expressão de PDGF, TGF-β e colagénio1.

IMPORTÂNCIA DA REDUÇÃO DO RCF

J. Choukroun et al (2017) (23) analisaram sistematicamente a influência da força de centrifugação relativa (RCF) sobre a libertação de leucócitos, plaquetas e factores de crescimento no interior de matrizes de fibrina ricas em plaquetas fluidas (PRF). Utilizando sistematicamente sangue periférico de seis voluntários saudáveis, a RCF foi reduzida quatro vezes para cada um dos três protocolos experimentais (IIII) dentro do espetro (710-44 g), mantendo um tempo de centrifugação constante. A citometria de fluxo foi aplicada para determinar o número de plaquetas e de leucócitos. A concentração do fator de crescimento foi quantificada 1 e 24 h após a coagulação utilizando ELISA. A redução da FPR de acordo com o protocolo-II (177 g) levou a um número significativamente maior de plaquetas e leucócitos em comparação com o protocolo-I (710 g). O protocolo III (44 g) mostrou um aumento altamente significativo do número de leucócitos e plaquetas em comparação com os protocolos I e II. A concentração de factores de crescimento de VEGF e TGF-β1 foi significativamente mais elevada no protocolo-II em comparação com o -I, enquanto o protocolo-III apresentou uma concentração de factores de crescimento significativamente mais elevada em comparação com os protocolos-I e -II. Estes resultados foram observados entre 1 e 24 horas após a coagulação, bem como a concentração acumulada de fator de crescimento ao longo de 24 horas. Com base nos resultados, foi demonstrado que é possível enriquecer matrizes fluidas baseadas em PRF com leucócitos, plaquetas e factores de crescimento através de uma única alteração das definições de centrifugação dentro da rotina clínica. Postularam que o chamado conceito de centrifugação a baixa velocidade (LSCC) enriquece seletivamente leucócitos, plaquetas e factores de crescimento em matrizes fluidas à base de PRF.

CONTEÚDO CELULAR E BIOCOMPATIBILIDADE DO I-PRF

Hugo de Almeida Varela (2019) (24) avaliou o conteúdo de células sanguíneas, os aspetos morfológicos, a expressão de colagénio e a libertação de fatores de crescimento numa fibrina rica em plaquetas injetável (i- PRF). Foram recolhidas amostras de sangue de quinze voluntários para preparar amostras de i-PRF. O sangue periférico foi utilizado como grupo de controlo. As amostras de coágulos sanguíneos e de i-PRF foram cultivadas durante 10 dias. O sobrenadante das amostras foi recolhido para a quantificação por imunoensaio ELISA dos factores de crescimento PDGF e VEGF ao longo de períodos de 1, 8, 24, 72 e 240 h. As amostras de i-PRF e de coágulos sanguíneos foram caracterizadas histologicamente no immunoblot de IL-10, osteocalcina e TGF-β. Foram utilizadas reacções em cadeia da polimerase com transcriptase reversa (RT-PCR) para avaliar a expressão do colagénio tipo I. Foi registada uma maior concentração de plaquetas e linfócitos no i-PRF do que no sangue periférico ($p<0,05$). A libertação de VEGF foi maior nas amostras de coágulos sanguíneos (1933 ± 704) do que nas amostras de i-PRF (852 ± 376; $p <0,001$). A imunohistoquímica mostrou uma regulação positiva de TGF-B, IL-10 e osteocalcina no grupo i-PRF. A RT-PCR mostrou um aumento da expressão do gene do colagénio tipo I no i-PRF (p<p0,05). As imagens de MEV revelaram aglomeração de plaquetas em algumas regiões, enquanto uma rede de fibrina foi notada em toda a amostra de i-PRF. As análises histológicas e morfológicas revelaram que a polimerização lenta do i-PRF.

Prakan Thanasrisuebwong et al(2019) (25) afirmaram que a fibrina rica em plaquetas injetável (i-PRF) tem sido utilizada como material de auto-enxerto para melhorar a regeneração óssea através de factores de crescimento intrínsecos. No entanto, os protocolos de fracionamento utilizados para preparar a i-PRF podem ser variados e os efeitos de diferentes protocolos de fracionamento não são conhecidos. Neste estudo, investigaram a influência de diferentes fracções de i-PRF nas propriedades físicas e biológicas derivadas de variações na preparação do fracionamento do i-PRF. As amostras de i-PRF, obtidas a partir de amostras de sangue de 10 dadores, foram utilizadas para colher i-PRF e foram fraccionadas em dois tipos. O fracionamento da i-PRF amarela foi colhido na zona amarela superior, enquanto o fracionamento da i-PRF vermelha foi colhido na zona amarela e vermelha da camada leucocitária. As medições das propriedades viscoelásticas, incluindo o tempo de formação do coágulo, o ângulo _ e a firmeza máxima do coágulo, foram efectuadas por tromboelastometria rotacional. A rede de fibrina foi examinada utilizando um microscópio eletrónico de varrimento. Além disso, a concentração de factores de crescimento libertados, incluindo VEGF, TGF-β e PDGF, foi quantificada por ELISA. Foi utilizado um teste t emparelhado com um intervalo de confiança de 95%. As três propriedades viscoelásticas foram estatisticamente mais elevadas no i-PRF amarelo em comparação com o i-PRF vermelho. O microscópio eletrónico de varrimento analisou mais componentes celulares na i-PRF vermelha em comparação com a i-PRF amarela. Além disso, a rede de fibrina da i-PRF amarela apresentou uma densidade superior à da i-PRF vermelha. Não se registou uma diferença estatisticamente significativa entre a concentração de VEGF e de TGF-β. No entanto, no Dia 7 e no Dia 14, as concentrações de PDGF foram estatisticamente mais elevadas no i-PRF vermelho em comparação com o grupo amarelo. Em conclusão, estes resultados mostraram que o i-PRF vermelho proporcionou melhores propriedades biológicas através da libertação de factores de crescimento. Por outro lado, a i-PRF amarela apresentou melhores propriedades físicas viscoelásticas. Por conseguinte, são necessárias mais investigações sobre o fracionamento adequado do i-PRF para determinados procedimentos cirúrgicos, a fim de clarificar a adequação de cada fração a diferentes tipos de terapia regenerativa.

Masako Fujioka-Kobayashi et al (2020) (26) , estudos demonstraram recentemente que apenas se obtêm melhorias marginais nas concentrações de plaquetas e leucócitos seguindo protocolos padrão de fibrina rica em plaquetas injetável (i-PRF). Devido a estas descobertas anteriores, foi recentemente desenvolvida uma nova técnica de colheita para recolher concentrações mais elevadas de plaquetas/leucócitos especificamente da camada de buffy coat (C-PRF) seguindo protocolos de centrifugação mais rápidos. O objetivo deste estudo foi investigar as propriedades regenerativas e os efeitos na libertação de factores de crescimento e na atividade celular do PRF recolhido através desta nova técnica de colheita, em comparação com os protocolos i-PRF normais. A camada superior de 1 ml colhida através de protocolos i-PRF padrão a baixas velocidades de centrifugação foi comparada com 1 ml de C- PRF colhido da camada de buffy coat seguindo protocolos de alta centrifugação (3000×g durante 8 min numa centrífuga horizontal) para concentrar especificamente as células dentro da camada de buffy coat rica em plaquetas/leucócitos. Posteriormente, a expressão de sete factores de crescimento diferentes, incluindo PDGF-AA, PDGF-AB, PDGF-BB, TGF-β1, VEGF, IGF-1 e EGF, foi caracterizada durante 10 dias. Em seguida, a biocompatibilidade dos fibroblastos gengivais foi investigada às 24 h (ensaio vivo/morto); a migração foi investigada às 24 h; a proliferação foi investigada aos 1, 3 e 5 dias; e a expressão de PDGF e TGF-β foi investigada aos 3 dias. A imunomarcação do colagénio 1 foi também quantificada aos 14 dias. Em todos os períodos de tempo investigados, foi observado um aumento significativo na libertação de factores de crescimento no C-PRF. Em particular, a libertação de PDGF-AA, TGF-β1 e EGF apresentou os maiores aumentos quando comparada com a do i-PRF. Embora tanto o i-PRF como o C-PRF tenham apresentado uma elevada biocompatibilidade e induzido uma migração e proliferação de fibroblastos significativamente mais elevadas quando comparadas com as do grupo de plástico de cultura de tecidos de controlo, o C-PRF apresentou o maior potencial de migração e proliferação celular. Além disso, o C-PRF induziu níveis significativamente mais elevados de ARNm de TGF-β e PDGF aos 3 dias e uma maior coloração de colagénio 1 quando comparado com o induzido pelo i-PRF. No presente estudo, verificou-se que o C-PRF recolhido especificamente a partir da camada de buffy coat, após protocolos de centrifugação mais elevados, apresentava um aumento até três vezes superior na libertação de factores de crescimento, quando comparado com o i-PRF padrão. Isto promoveu significativamente uma maior migração, proliferação, expressão genética e síntese de colagénio I dos fibroblastos gengivais.

POTENCIAL CONDROGÉNICO E OSTEOGÉNICO DA I-PRF

Mustafa Abd El Raouf et al (2017) (27) avaliaram o efeito da fibrina rica em plaquetas injetável (i-PRF) nos condrócitos cultivados e na regeneração osteocondral em defeitos osteocondrais de tamanho crítico do joelho de coelho, em comparação com o plasma rico em plaquetas autólogo (PRP). Os condrócitos foram primeiro investigados quanto à sua capacidade de proliferação e diferenciação em resposta ao PRP e ao i-PRF. Posteriormente, foram criados defeitos osteocondrais de tamanho crítico de espessura total, com 5 mm de diâmetro e 5 mm de profundidade, na articulação do joelho de 12 coelhas adultas da raça Nova Zelândia Branca. Os defeitos foram regenerados com PRP ou i-PRF e comparados com o controlo. Os animais foram sacrificados às 4 e 12 semanas de pós-operatório e avaliados histologicamente por exame macroscópico e microscópico para verificar a regeneração da cartilagem. O i-PRF promoveu significativamente a proliferação de condrócitos e os níveis de ARNm de Sox9, colagénio tipo II e aggrecan quando comparado com o PRP e o controlo. A análise histológica revelou que, às 4 semanas, as pontuações macroscópicas do ICRS do grupo i-PRF aumentaram significativamente em comparação com os grupos PRP e de controlo. Às 12 semanas após a cirurgia, as pontuações microscópicas do ICRS demonstraram que o grupo da i-PRF melhorou significativamente a regeneração da cartilagem em comparação com o PRP. Em conclusão, a utilização de i-PRF utilizando o conceito de centrifugação a baixa velocidade promoveu significativamente a atividade dos condrócitos e melhorou ainda mais a regeneração da cartilagem em comparação com o PRP. Os resultados histológicos revelaram uma regeneração precoce e melhor da cartilagem nas 4 semanas pós-operatórias quando o i-PRF foi utilizado e os resultados mantiveram-se às 12 semanas.

AFG E I-PRF

Mehmet Kiziltoprak et al (2020) (28) compararam os efeitos da AFG e da i-PRF na cicatrização de feridas palatinas e no desconforto pós-operatório. Trinta e seis pacientes que necessitavam de FGG foram divididos em três grupos. Foi aplicado AFG (n = 12) ou i-PRF (n = 12) e comparado com o grupo de controlo (n = 12). A cicatrização da ferida com o teste H2O2, a EVA, o MSS e o índice LTH foram avaliados no 3º, 7º e 14º dias e no 1º mês. O estado de sangramento foi avaliado no 3º e 7º dias. A espessura do tecido palatino foi medida na linha de base, no 1º mês e no 3º mês. A epitelização foi maior nos grupos de teste no 14º dia do que no grupo de controlo ($p < 0,05$). As pontuações MSS no 14ºth dia e no 1º mês foram mais baixas no grupo AFG do que no grupo de controlo e no grupo i-PRF ($p < 0,05$). No grupo AFG, os níveis de LTH ao 3º, 7º e 14º dias e ao 1º mês foram superiores aos dos grupos de controlo e i-PRF ($p < 0,05$). As pontuações VAS do grupo AFG foram inferiores às dos grupos de controlo e i-PRF ao 7º dia ($p < 0,05$). A hemorragia foi menor nos grupos de teste do que no grupo de controlo ($p < 0,05$). Não houve diferença entre os grupos em termos de espessura do tecido ($p > 0,05$). A AFG e a i-PRF têm efeitos positivos no processo de cicatrização, acelerando a cicatrização da ferida e reduzindo a morbilidade pós-operatória. Por conseguinte, a AFG tem propriedades superiores na cicatrização de feridas em comparação com a i-PRF.

APLICAÇÕES CLÍNICAS

Bozan Serhat izol et al (2019) (29) investigaram os efeitos potenciais da fibrina rica em plaquetas injetável (I-PRF) na cobertura radicular da cirurgia de enxerto gengival livre. Um total de 40 pacientes com recessão gengival classe I ou II de Miller foram incluídos. Os pacientes que participaram neste estudo foram divididos aleatoriamente em 2 grupos, incluindo o grupo de controlo e o grupo experimental. Os pacientes do grupo de controlo foram tratados apenas com enxerto gengival livre (FGG). Os pacientes do grupo experimental foram tratados com enxerto gengival livre e injectados com I-PRF como agente de biomodificação da superfície radicular (FGG+I-PRF). Os pacientes foram chamados de volta após 3 meses, e a quantidade de superfície radicular exposta foi determinada e comparada com os achados pré-operatórios.

A média da superfície radicular inicial exposta foi de 4,7±1,49 mm para o grupo FGG+I-PRF, 4,1±1,07 mm para o grupo FGG e 4,4±1,31 mm para todos os indivíduos. Três meses após a operação, os valores médios de cobertura da superfície radicular dos 2 grupos foram de 3,5±1,05 e 3,9±0,78 mm nos grupos de controlo e experimental, respetivamente.
Os resultados mostraram que a injeção de Fibrina Rica em Plaquetas Injetável (I-PRF) teve um efeito positivo no recobrimento radicular na cirurgia de enxerto gengival livre.

MOURÃO et al (2015) estudaram a alternativa a esses concentrados de plaquetas utilizando a fibrina plaquetária na forma líquida (injetável) e seu uso com materiais de enxerto ósseo particulado na forma polimerizada. Concluíram que o i-PRF é uma nova alternativa ao concentrado de plaquetas
agregado a diferentes áreas da Medicina e da Odontologia, possibilitando aos especialistas o aprofundamento das pesquisas sobre o produto. Por ser autógeno, diminui as chances de reações adversas ao material implantado, principalmente as imunomediadas, como ocorre com outros tipos de enxerto, o que o qualifica como uma opção viável em procedimentos regenerativos. A possibilidade de ligação do i-PRF a biomateriais para enxertos ósseos cria uma alternativa ao PRP como agregado plaquetário para a regeneração óssea. O PRP é utilizado em procedimentos regenerativos devido à possibilidade de otimizar a formação

óssea. A técnica utilizada no seu estudo permite a incorporação do enxerto sem a utilização de anticoagulantes ou outros aditivos, formando assim um "bife para enxerto ósseo" bem aglutinado.

Zeliha Betul Ozsagir et al (2019) (30) avaliaram o efeito da espessura gengival (GT) e largura do tecido queratinizado (KTW) utilizando fibrina rica em plaquetas injetável (i-PRF) isoladamente e com microagulhamento (MN) em indivíduos com fenótipos periodontais finos. Neste estudo de boca dividida, 33 pacientes sistemicamente saudáveis com fenótipos periodontais finos foram aleatoriamente tratados com MN + i-PRF e i-PRF. O I-PRF foi injetado num lado, e o MN + i-PRF foi realizado no outro lado do mesmo paciente em 4 sessões com intervalos de 10 dias. As medidas clínicas periodontais, GT e KTW foram avaliadas antes do tratamento e mensalmente durante seis meses após a injeção final. Após a avaliação da GT entre os grupos, foi encontrada uma diferença estatisticamente significativa no grupo MN + i-PRF ao sexto mês. Nas comparações intra-grupo, foi observado um aumento estatisticamente significativo na GT em ambos os grupos i-PRF [de 0,43 mm ± 0,14 para 0,62 mm ± 0,11 ($p < .001$)] e MN + i-PRF [de 0,4 mm ± 0,14 para 0,66 mm ± 0,12 ($p < .001$)] no sexto mês. Em indivíduos com fenótipos periodontais finos, a i-PRF isolada e a i-PRF com MN podem ter influência no aumento da GT. Os resultados sugerem que a aplicação de i-PRF e MN pode ser um primeiro passo de um método não cirúrgico para aumentar a espessura gengival.

Zhixiang Mu et al (2019) (31) avaliaram a capacidade angiogênica e osteogênica em modelo de seio de coelho enxertado com partículas de mineral ósseo bovino desproteinizado (DBBM) embebidas em fibrina rica em plaquetas injetável (iPRF), ambas interagindo para formar um bloco integrado. Materiais e métodos: Em dezasseis coelhos, os seios maxilares bilaterais foram aleatoriamente enxertados com DBBM contendo iPRF (grupo iPRF+DBBM) ou apenas com DBBM (grupo DBBM). Após um período de cicatrização de 4 e 8 semanas, os animais foram sacrificados para análises de micro-CT, histológicas e de imunofluorescência, respetivamente. Resultados: A formação de novo osso no grupo iPRF+DBBM foi largamente observada em torno da parede óssea basal e da membrana Schneideriana (SM), que substitui ainda mais o material de enxerto ósseo num padrão de remodelação bidirecional. Embora a quantidade final de volume ósseo não tenha apresentado diferenças significativas entre os dois grupos na imagem radiográfica, a expressão da coloração ALP e TRAP foi significativamente mais elevada no grupo experimental, com numerosas formações vasculares à 4ª semana. Além disso, a taxa de substituição de DBBM por formação de novo osso após 8 semanas foi significativamente mais elevada no grupo experimental. Como resultado, foram detectadas fibras de colagénio maduras numa maior área no grupo iPRF+DBBM, mesmo numa fase inicial. Conclusão: O iPRF+DBBM acelerou a formação vascular, a remodelação óssea e a substituição de materiais de enxerto ósseo no período inicial de cicatrização, embora não tenha conseguido aumentar o volume ósseo a longo prazo. Este biomaterial de enxerto integrado terá um grande potencial na aplicação do aumento do seio maxilar, que proporciona um ambiente favorável para a colocação precoce de implantes.

Shashank Bansod et al (2021)(32) afirmam que a fibrina rica em plaquetas injetável (I-PRF) é um biomaterial de segunda geração, totalmente autólogo, derivado do sangue, com uma malha de fibrina tridimensional, como a de um coágulo de PRF, mantendo a natureza fluida, tal como o plasma rico em plaquetas (PRP). Para além das plaquetas e dos seus factores de crescimento, o PRF injetável contém predominantemente colagénio tipo 1, linfócitos e factores de crescimento. A preparação do PRF injetável é simples e requer um mínimo de instrumentos e materiais, o que o torna um produto rentável. Os autores utilizaram este biomaterial nas condições em que o PRP e o coágulo de PRF estão a ser utilizados atualmente, como a alopecia androgenética, o rejuvenescimento periorbital e o material de enchimento temporário, e como agente para promover a cicatrização de feridas, com resultados favoráveis.

Ritika Arora et al (2019) descobriram que a queda de cabelo ou alopecia nos homens é muito comum, assim como o seu tratamento. Até agora, o plasma rico em plaquetas tem sido utilizado para a regeneração do cabelo, o que tem mostrado resultados, mas carece de potencial regenerativo em comparação com a fibrina rica em plaquetas (PRF).

O PRF injetável (i-PRF) é uma versão avançada do PRF em forma líquida que pode ser injectada e contém células estaminais com elevado potencial de regeneração. Foi observada a regeneração do cabelo nos tipos VI e VII, que são difíceis de tratar. O crescimento do cabelo com i-PRF tem um melhor potencial de regeneração.

Haidar Hassan et al (2020)(33) afirmam que as preparações autólogas derivadas de plaquetas têm sido utilizadas em muitos campos cirúrgicos para melhorar os resultados de cicatrização, com benefícios relatados em várias indicações estéticas. Avaliaram a eficácia da fibrina rica em plaquetas injetável (i-PRF) para o rejuvenescimento da pele facial, utilizando um sistema de análise objetiva da pele e medidas validadas de resultados comunicados pelos doentes. Onze indivíduos saudáveis do sexo feminino foram incluídos no estudo e, ao longo de 3 meses, receberam injecções intradérmicas mensais de i-PRF em 3 regiões faciais: áreas malares (1 ml de cada lado), sulco nasolabial (0,5 ml de cada lado) e pele do lábio superior acima do bordo do vermelhão (1 ml). A eficácia dos procedimentos foi avaliada por análise objetiva da pele

(VISIA®) e uma avaliação subjectiva dos resultados relatados pelo paciente na linha de base e após 3 meses. Foi observada uma melhoria significativa nas manchas da superfície da pele (P = 0,01) e nos poros (P = 0,03) no seguimento de 3 meses. Outras variáveis, como a textura da pele, as rugas, as manchas ultravioletas e as porfirinas, apresentaram uma melhoria numérica. Todas as escalas do FACE-Q que medem a satisfação com a aparência mostraram uma melhoria significativa em relação à linha de base, incluindo a satisfação com a pele (P = 0,002), a satisfação com a aparência facial (P = 0,025), a satisfação com as bochechas (P = 0,001), a satisfação com a face inferior e a linha do maxilar (P = 0,002) e a satisfação com os lábios (P = 0,04). Não foram registados efeitos adversos importantes. Uma série de três injecções de i-PRF resultou num rejuvenescimento significativo da pele do rosto no seguimento de 3 meses.

REFERÊNCIAS:

1. Anitua E, Andia I, Ardanza B, Nurden P, Nurden AT. As plaquetas autólogas como fonte de proteínas para a cicatrização e regeneração de tecidos. Thromb Haemost. 2004 Jan;91(1):4-15.

2. Stellos K, Kopf S, Paul A, Marquardt JU, Gawaz M, Huard J, et al. Platelets in regeneration. Semin Thromb Hemost. 2010 Mar;36(2):175-84.

3. Anitua E, Sánchez M, Zalduendo MM, de la Fuente M, Prado R, Orive G, et al. Resposta fibroblástica ao tratamento com diferentes preparações ricas em factores de crescimento. Cell Prolif. 2009 Apr;42(2):162-70.

4. Barrientos S, Stojadinovic O, Golinko MS, Brem H, Tomic-Canic M. ARTIGO DE PERSPECTIVA: Factores de crescimento e citocinas na cicatrização de feridas. Reparação e Regeneração de Feridas. 2008;16(5):585-601.

5. Nikolovska B, Miladinova D, Pejkova S, Trajkova A, Georgieva G, Jovanoski T, et al. Platlet-Rich Plasma - Review of Literature. Pril (Makedon Akad Nauk Umet Odd Med Nauki). 2021 Apr 23;42(1):127-39.

6. Zhu Y, Yuan M, Meng HY, Wang AY, Guo QY, Wang Y, et al. Ciência básica e aplicação clínica do plasma rico em plaquetas para defeitos da cartilagem e osteoartrite: uma revisão. Osteoarthritis Cartilage. 2013 Nov;21(11):1627-37.

7. Chen T-L, Lu H-J, Liu G, Tang D-H, Zhang X, Pan Z-L, et al. Efeito do plasma plaquetário autólogo em combinação com mineral ósseo poroso bovino e membrana bio-guia na regeneração óssea em defeitos ósseos bicorticais da mandíbula. J Craniofac Surg. 2014 Jan;25(1):215-23.

8. Dohan Ehrenfest DM, Rasmusson L, Albrektsson T. Classification of platelet concentrates: from pure platelet-rich plasma (P-PRP) to leucocyte- and platelet-rich fibrin (L-PRF). Tendências em Biotecnologia. 2009 Mar;27(3):158-67.

9. Dohan DM, Choukroun J, Diss A, Dohan SL, Dohan AJJ, Mouhyi J, et al. Fibrina rica em plaquetas (PRF): Um concentrado de plaquetas de segunda geração. Parte I: Conceitos tecnológicos e evolução. Oral Surgery, Oral Medicine, Oral Pathology, Oral Radiology, and Endodontology. 2006 Mar;101(3):e37-44.

10. Dohan DM, Choukroun J, Diss A, Dohan SL, Dohan AJJ, Mouhyi J, et al. Fibrina rica em plaquetas (PRF): Um concentrado de plaquetas de segunda geração. Parte II: Caraterísticas biológicas relacionadas com as plaquetas. Oral Surgery, Oral Medicine, Oral Pathology, Oral Radiology, and Endodontology. 2006 Mar;101(3):e45-50.

11. Dohan DM, Choukroun J, Diss A, Dohan SL, Dohan AJJ, Mouhyi J, et al. Fibrina rica em plaquetas (PRF): Um concentrado de plaquetas de segunda geração. Parte III: Ativação de leucócitos: Uma nova caraterística dos concentrados de plaquetas? Oral Surgery, Oral Medicine, Oral Pathology, Oral Radiology, and Endodontology. 2006 Mar;101(3):e51-5.

12. Choukroun J, Diss A, Simonpieri A, Girard M-O, Schoeffler C, Dohan SL, et al. Fibrina rica em plaquetas (PRF): Um concentrado de plaquetas de segunda geração. Parte IV: Efeitos clínicos na cicatrização de tecidos. Cirurgia Oral, Medicina Oral, Patologia Oral, Radiologia Oral e Endodontologia. 2006 Mar;101(3):e56-60.

13. Agrawal AA. Evolução, estado atual e avanços na aplicação de concentrado de plaquetas em periodontia e implantologia. WJCC. 2017;5(5):159.

14. Pavlovic V, Ciric M, Jovanovic V, Trandafilovic M, Stojanovic P. Fibrina rica em plaquetas: Fundamentos das acções biológicas e modificações do protocolo. Medicina Aberta. 2021 Jan 1;16(1):446-54.

15. Fan Y, Perez K, Dym H. Clinical Uses of Platelet-Rich Fibrin in Oral and Maxillofacial Surgery (Utilizações clínicas da fibrina rica em plaquetas em cirurgia oral e maxilofacial). Clínicas dentárias da América do Norte. 2020 Abr;64(2):291-303.

16. Shah R. An Update on the Protocols and Biologic Actions of Platelet Rich Fibrin in Dentistry (Atualização dos protocolos e acções biológicas da fibrina rica em plaquetas em medicina dentária). Jornal Europeu de Dentisteria Protética e Dentisteria de Restauro. 2017 Jun 1;(25):64-72.

17. Wu C-L, Lee S-S, Tsai C-H, Lu K-H, Zhao J-H, Chang Y-C. A fibrina rica em plaquetas aumenta a fixação celular, a proliferação e a expressão de proteínas relacionadas com o colagénio em osteoblastos humanos: Effects of PRF on osteoblasts. Australian Dental Journal. 2012 Jun;57(2):207-12.

18. Wang X, Zhang Y, Choukroun J, Ghanaati S, Miron RJ. Effects of an injectable

plateletrich fibrin on osteoblast behavior and bone tissue formation in comparison to platelet-rich plasma. Platelets. 2018 Jan 2;29(1):48-55.

19. Zhang J, Yin C, Zhao Q, Zhao Z, Wang J, Miron RJ, et al. Efeitos anti-inflamatórios da fibrina rica em plaquetas injetável através de macrófagos e células dendríticas. Journal of Biomedical Materials Research Part A. 2020;108(1):61-8.

20. Araújo A. Técnica de Preparação Histológica de Fibrina Rica em Plaquetas Injetável (I-Prf) Derivada do Sangue para Análises Microscópicas. Journal of Cytology & Histology. 2018 Jul 10;09.

21. Agrawal DR, Jaiswal PG. Fibrina rica em plaquetas injetável (i-PRF): Uma joia na medicina dentária. IJCRR. 2020;12(21):25-30.

22. Miron RJ, Fujioka-Kobayashi M, Hernandez M, Kandalam U, Zhang Y, Ghanaati S, et al. Fibrina rica em plaquetas injetável (i-PRF): oportunidades na medicina dentária regenerativa? Clin Oral Invest. 2017 Nov;21(8):2619-27.

23. Choukroun J, Ghanaati S. A redução da força de centrifugação relativa nos concentrados de fibrina rica em plaquetas (PRF) injetável avança as células inflamatórias, plaquetas e factores de crescimento dos próprios doentes: a primeira introdução ao conceito de centrifugação a baixa velocidade. Eur J Trauma Emerg Surg. 2018 Feb;44(1):87-95.

24. Varela HA, Souza JCM, Nascimento RM, Araújo RF, Vasconcelos RC, Cavalcante RS, et al. Fibrina rica em plaquetas injetável: conteúdo celular, caraterização morfológica e proteica. Clin Oral Invest. 2019 Mar;23(3):1309-18.

25. Thanasrisuebwong P, Surarit R, Bencharit S, Ruangsawasdi N. Influência dos métodos de fracionamento nas propriedades físicas e biológicas da fibrina rica em plaquetas injetável: An Exploratory Study. IJMS. 2019 Apr 3;20(7):1657.

26. Fujioka-Kobayashi M, Katagiri H, Kono M, Schaller B, Zhang Y, Sculean A, et al. Melhoria do fornecimento de factores de crescimento e da atividade celular utilizando fibrina rica em plaquetas concentrada (C-PRF) quando comparada com protocolos tradicionais injectáveis (i-PRF). Clin Oral Invest. 2020 Dec;24(12):4373-83.

27. Abd El Raouf M, Wang X, Miusi S, Chai J, Mohamed AbdEl-Aal AB, Nefissa Helmy

MM, et al. A fibrina rica em plaquetas injetável utilizando o conceito de centrifugação a baixa velocidade melhora a regeneração da cartilagem quando comparada com o plasma rico em plaquetas. Platelets. 2019 Feb 17;30(2):213-21.

28. Kiziltoprak M, Uslu MO. Comparação dos efeitos das aplicações de fibrina rica em plaquetas injetável e de cola de fibrina autóloga na cicatrização de feridas palatinas: um ensaio clínico controlado e aleatório. Clin Oral Invest. 2020 Dec;24(12):4549-61.

29. izol BS, Üner DD. Uma Nova Abordagem para a Biomodificação da Superfície da Raiz Utilizando Fibrina Rica em Plaquetas Injetável (I-PRF). Med Sci Monit. 2019 Jun 26;25:4744-50.

30. Ozsagir ZB, Saglam E, Sen Yilmaz B, Choukroun J, Tunali M. Fibrina rica em plaquetas injetável e microagulhamento para aumento gengival em fenótipo periodontal fino: Um ensaio clínico controlado e aleatório. J Clin Periodontol. 2020 Abr;47(4):489-99.

31. Mu Z, He Q, Xin L, Li Y, Yuan S, Zou H, et al. Efeitos da fibrina rica em plaquetas injetável na remodelação óssea em combinação com DBBM na elevação do seio maxilar: um estudo pré-clínico randomizado. Am J Transl Res. 2020 Nov 15;12(11):7312-25.

32. Shashank B, Bhushan M. Fibrina rica em plaquetas (PRF) injetável: O mais recente biomaterial e a sua utilização em várias condições dermatológicas na nossa prática: Uma série de casos. J Cosmet Dermatol. 2021 maio;20(5):1421-6.

33. Hassan H, Quinlan DJ, Ghanem A. Fibrina rica em plaquetas injetável para rejuvenescimento facial: Um estudo prospetivo, num único centro. Jornal de Dermatologia Cosmética. 2020;19(12):3213-21.

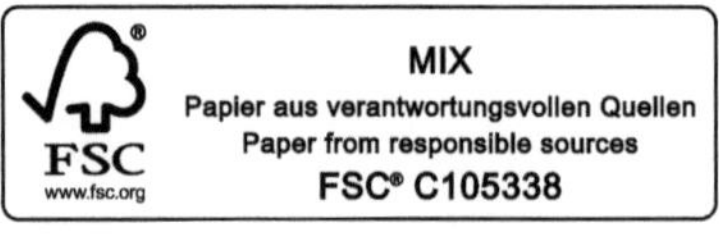

Printed by Books on Demand GmbH, Norderstedt / Germany